大家小书

中国医学史略

范行准 著

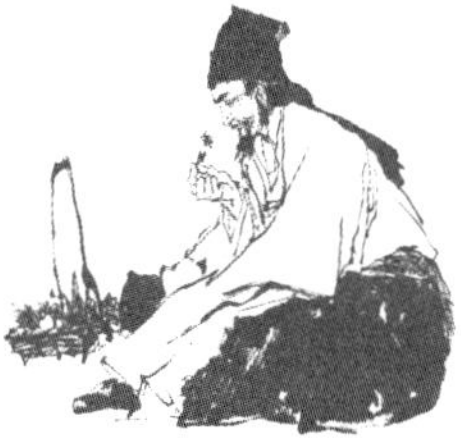

北京出版集团公司
北京出版社

图书在版编目（CIP）数据

中国医学史略 / 范行准著．— 北京：北京出版社，2016. 11
（大家小书）
ISBN 978-7-200-12362-3

Ⅰ．①中… Ⅱ．①范… Ⅲ．①中国医药学—医学史 Ⅳ．①R-092②R2-09

中国版本图书馆CIP数据核字（2016）第191385号

总策划：安 东 高立志　　责任编辑：陶宇辰 王 雪

· 大家小书 ·
中国医学史略
ZHONGGUO YIXUE SHILÜE
范行准 著
*
北京出版集团公司
北京出版社 出版
（北京北三环中路6号 邮政编码：100120）
网 址：www.bph.com.cn
北京出版集团公司总发行
新华书店经销
北京华联印刷有限公司印刷
*
880毫米×1230毫米 32开本 12印张 200千字
2016年11月第1版 2018年5月第2次印刷
ISBN 978-7-200-12362-3
定价：39.00元
如有印装质量问题，由本社负责调换
质量监督电话：010-58572393

序　　言

袁行霈

“大家小书”，是一个很俏皮的名称。此所谓“大家”，包括两方面的含义：一、书的作者是大家；二、书是写给大家看的，是大家的读物。所谓“小书”者，只是就其篇幅而言，篇幅显得小一些罢了。若论学术性则不但不轻，有些倒是相当重。其实，篇幅大小也是相对的，一部书十万字，在今天的印刷条件下，似乎算小书，若在老子、孔子的时代，又何尝就小呢？

编辑这套丛书，有一个用意就是节省读者的时间，让读者在较短的时间内获得较多的知识。在信息爆炸的时代，人们要学的东西太多了。补习，遂成为经常的需要。如果不善于补习，东抓一把，西抓一把，今天补这，明天补那，效果未必很好。如果把读书当成吃补药，还会失去读书时应有的那份从容和快乐。这套丛书每本的篇幅都小，读者即使细细地阅读慢慢地体味，也花不了多少时间，可以充分享受读书的乐趣。如果把它们当成补药来吃也行，剂量小，吃起来方便，消化起来也容易。

我们还有一个用意，就是想做一点文化积累的工作。把那些经过时间考验的、读者认同的著作，搜集到一起印刷出版，使之不至于泯没。有些书曾经畅销一时，但现在已经不容易得到；有些书当时或许没有引起很多人注意，但时间证明它们价值不菲。这两类书都需要挖掘出来，让它们重现光芒。科技类的图书偏重实用，一过时就不会有太多读者了，除了研究科技史的人还要用到之外。人文科学则不然，有许多书是常读常新的。然而，这套丛书也不都是旧书的重版，我们也想请一些著名的学者新写一些学术性和普及性兼备的小书，以满足读者日益增长的需求。

“大家小书”的开本不大，读者可以揣进衣兜里，随时随地掏出来读上几页。在路边等人的时候，在排队买戏票的时候，在车上、在公园里，都可以读。这样的读者多了，会为社会增添一些文化的色彩和学习的气氛，岂不是一件好事吗？

“大家小书”出版在即，出版社同志命我撰序说明原委。既然这套丛书标示书之小，序言当然也应以短小为宜。该说的都说了，就此搁笔吧。

桃李无言　下自成蹊

王咪咪*

范行准先生1906年生人，从20世纪20年代起，到1998年病逝，兢兢业业，在中国医学史的研究领域辛勤工作了70余年，一生研究成果之辉煌、研究内容之广博、学术之深邃，为开创医学史研究的大局面，做了大量令人难以想象的研究工作，数十年如一日，取得了令人瞩目的骄人成就。

20世纪20年代，范老从上海国医学院毕业后，在上海行医，这一时期与早期从事医学史研究的王吉民、宋大仁、李涛、余云岫等一批医史界的精英交游、切磋学问，为早期范老的医学史研究打下了基础。以后范老又在上海中华医学会、中华医学杂志社、中医医药研究社从事医学史研究，并为多种刊

* 王咪咪，曾任中国中医科学院中国医史文献研究所文献室主任，兼任中华中医药学会文献学会委员、中国药学会药史分会委员、北京中医药学会基础理论分会秘书，硕士生导师。

物做编辑工作，此时范老也发表了大量自己最初的医学史研究文章，在医史界初露锋芒。

新中国成立后，在总后卫生部副部长宫乃泉将军的关怀和爱护下，范老被聘在华东军事委员会卫生部工作，后转入军事医学科学院，使得范老成为当时军营中唯一的医史学家，更使得范老有了安定的著书立说的良好环境。对于这一知遇之恩，范老一直到晚年仍不胜感怀。“文革”结束后，范老被聘为中国中医研究院（现中国中医科学院的前身）研究员，1979年退休后仍从事医学史的研究，直到1998年因病去世。

范老在70多年中对事业孜孜不倦的求索，涉及多方面的医史研究。除了医学通史外，范老在疾病史研究、中外医学交流史研究、医学古文献研究、珍稀医学古籍的收藏和利用方面，都有极大的成就。

新中国成立初期，范老曾著有中国第一部《中国预防思想史》，书中范老将传染病的危害提高到涉及国家安危存亡的高度。范老追溯了中国古代由趋吉避凶而产生的预防医学思想的萌芽，探讨了“环境卫生”在预防医学上的地位，突出了预防医学史在医学史研究中的重要性，这一观点及论及的“避疫”“免疫”思想在2003年“非典”时期曾引起学者的极大关注，大家对范老具有远见的预防医学思想史研究感到由衷钦佩。在范老的研究中，也包括对外来医学的考证、对中外医学交流史的研究、对古代中西医学之关系的研究，并撰有《明季西来之医学》《汉唐以来外药输入之史料》《中国与阿拉伯医学的交流史实》《论中国医学在世界的影响》等文章，从多方面、多角度地阐述了中医与世界医学在发展中的互动关系，及中医对世界医学发展的影响。这里包含了大量范老长时间收集的各种史料，为正确认识中医、认识中医在世界医学中的地位，及对世界医学发展的影响起了重要的推动作用，也为国人正确地了解中医、了解世界医学打开了一个窗口。范老在新中国成立前就曾在期刊上连载过所撰著的《中国医学史》，并与众不同地写道："所谓医学，乃一匡助生理以恢复机能正常之技术而已。""医学是技术而非科学，故不能无误……而病人康宁多赖自身匡复，不全恃医家之技术。""……医学为起于生物自身之本能，而非造端于人类，以吾国言，更非起自神农、黄帝之伦……"这些都给人以全新的医学启示。范老还著有《中国古代军事医学史的初步研究》一书，开创了军事医学史研究的先例。范老还有许多中医局部的、医家等多方面的史学研究文章，如"中国经络学之剖视""中国医学变迁史""诊法的起源及其演变""名医传的探索及其流变""李珣及其海药本草的研究""中国古代外族医家考""吕晚村对清代医学的影响"等，每一篇都史料充分，论述让人耳目一新，看后会让现在许多写学术文章的人汗颜。

范老在疾病史的研究上同样是自成系统，除人们在期刊上看到的连载文章“中国霍乱病史”“中国对肺结核病的认识”“有关日本住血吸虫病的中医文献的初步探讨”外，范老还有专著《中国病史新义》，书中内容涉及经史子集、地方志、笔记，甚至还包括甲骨文、钟鼎文等，范老对自己多年收集的相关医学及古文献资料分析归纳，精心研究。《中国病史新义》中载有历代医籍中鲜有记载的内分泌疾病（天阉、侏儒、巨人症、肢体异常等）、甲骨文中记载的殷代宫廷中的武丁失语症等，由此可知此书文献之丰富、叙述之可靠，为后学展现了中医疾病史源远流长、多姿多彩的内涵。

今天即将出版的范老的《中国医学史略》更值得一书其特点。新中国成立后，新华书店中有多种版本的《中国医学史》，基本上均是以历史断代为标志，叙述不同历史时期的中医发展、主要医学成就、医学人物等。而范老是如何看待中国医学史的呢？范老的“医学史”与一般的“医学通史”不同，不是套用一般的历史分期进行直叙，而是从他理解的中国医学自身的发展规律出发，提出自己的看法，将中国医学史分为原始社会医学、青铜器时代医学（夏商至西周）、铁器时代医学（春秋至战国），理论与实践并举发展时期（秦至西汉）、内外诸科医学发展时期（东汉至西晋）、门阀与山林医家分掌医权的医学成熟时期（南北朝）等不同医学发展时期，提出了全新的名词——“门阀医学与山林医学”“医经学”“趋于分类的本草学”等，如在医学的充实时期（隋唐至两宋），除了前面讲到的医学趋于全面发展外，还提出了预测病因学（五运六气）的新概念，提出了中西医学交流的理念。在后面出现的医学衰变时期（金、元）、医学孱守时期（明到清鸦片战争以前）中，也有许多独具一格的新观点，读起来让人耳目一新。在分期医学史中，范老更注意到了不同时期的医学成就，如魏晋南北朝时期的华佗、张仲景、王叔和、皇甫谧、葛洪、陶弘景等著名医家各自的学术成就。华佗的外科手术与诊断，外科在疮疡、发背、创伤、整复吻合、骨折整复固定方面的技术逐渐成熟等。张仲景的伤寒学说与经方、王叔和的脉学、皇甫谧的针灸学、葛洪由炼丹而成就的化学发展，及陶弘景的本草学说，这些在同一历史时期医学上的发明、发现不只是个人的医学成就，更体现了一个历史时期的医学水平，反映了一个历史时期在农业、化学、冶炼、种植等多方面社会生产力的发展。这也从多处看到范老对中国历史上医学成就的评价，有些有异于我们所熟悉的一般评价，如对辨证论治体系价值的认知和学术心态上的宽容。在不同历史时期范老还注意到了对鼠疫、霍乱、猩红热、白喉、梅毒等几种严重危害人类健康的传染病的描述。此书不过20万字，但其内容丰富翔实，并不乏独家占有的大量史料。在这部医学史中，范老还关注到职业病史的研究。

范老毕生勤勤恳恳，在医学史研究领域取得了骄人的成绩。范老并不是博士生导师，也没有带过学生，但其著作和医学思想却深深影响着几代人，其工作态度和学术作风成为后学的榜样。桃李无言，下自成蹊，名副其实。范老一生中的大部分时间的经济状况都很拮据，但以其对医史文献充分的理解、通今博古的丰富知识，总在捕捉着最有价值的古籍、图片资料、历史文物，这些藏品是范老多年节衣缩食、苦心搜集的结果。范老晚年将其700余种7000余册的藏书全部捐赠给了中国中医科学院图书馆，其中善本书就有300余种，真可谓价值连城。范老历来一贯秉承着“书物为天下公器”的思想，将这批颇具价值的图书奉献出来以供后来学者研究利用，也成为一段佳话。这在当时各大报纸上也有所宣传，让我们更看到了老一辈的科学工作者为我们留下的不只是学问、知识，更有一种精神、一种做人的风骨。

2016年8月

目　录

前　记

我国自有文字以来，已有四千多年的历史，对于与人类生活极有密切关系的医学，也在这时候就有记载，所以它遗留下来的经验极其宏富，为我国最宝贵的文化遗产之一。后来有了指导实践的理论，则又因时代背景不同而产生错综复杂的理论体系。所以要了解我国整个医学的本质，必须了解它的历史发展过程，这是非常重要的。

在医史学上来说，它是一门比较幼年的学科，故撰述方面也是较为寂寞的一个部门。于历史的分期上，过去虽有过不少的论争，但所论争的，仅在封建社会中朝代划分的长短问题，其以朝代为划分的框子却是一致的意见。其实，封建社会医学的发展，并不完全随着某一个王朝的兴替而骤然改变它的方向。所以这样划分既不符合历史发展的实际情况，也不能把各期医学发展的主潮突出，而往往陷于平衍之境，并且更把整个具有连贯性的医学历史加以脔切，形成彼此孤立的现象，使读者仅能获到对片段的模糊的认识。

为了避免上面的缺点，本书采用医学历史发展的形势为分期。但由于历史发展的不平衡性和它的复杂性、连贯性，往往一事而犬牙交错，并拖上几个朝代或几个世纪，所以也不能机械地把它一刀两段，斩得那样整齐、干净；否则，它如不成为“断烂朝报”，也会形同“袜线”了。例如本书的“温病学”中，如其以文章之士来相其篇幅巨细的话，那将得到“指大于臂”之评，但如从整个医学历史发展的比重和广大劳动人展所遭受的痛苦来说，就得不出这样的“评语”了。

此种历史时期的划分，是仅凭我个人的看法所做出的，由于水平关系，不敢自信都能符合每个历史发展的实际情况，但却自信较那样机械的分期有所不同，以为读者虽仅看了它的篇目，即不难获得我国整个医学历史发展的概念，那末，进而阅读全书，自更易了解它的整个历史发展的内容。不过，这是初步的尝试，我衷心希望同志们能继此做出更能符合历史发展实际情况的杰构，则本书诚如喻昌说的，“糠秕在前，有荣施矣”。

由于我国医学历史的悠久，流传下来文献的浩繁，各个朝代的社会文化背景又那样的复杂，它们的关系又那样的密切，做此工作的固然必须研究医学，但与它有关的文化方面的历史也同样地要研究它，而历来这二方面存在问题之多，还是无法估计的，所以做此种工作的自然要倍感困难，我国医史撰述的寂寞，此亦一主因。反之，过去许多中国断代史、通史或文化史一类之书，凡一涉医学，就多阙误，是又由于它们不知医学这一方面的历史情况所造成的。本书在中国医学史的研究方面做了一些初步的探讨，当然也不能兼赅全面，更不能免于错误，这是要求读者给予批评和指正的。

范行准

1960年10月4日记于北京

第一章　原始社会的医学

中国医学历史的起源，过去曾有过许多不同的说法，如神农尝百草、黄帝与岐伯著《内经》等，现在看来，只能当作封建社会史家的帝王将相创造历史的看法。其实真正创造历史的是劳动人民，这句话也同样可以用到医学历史的起源。——当然最早人类已能从动物那边学了本能的治病方法，也是事实。劳动创造人类，第一自然要如何生活下去，这是人类创造一切文明的推动力。食物又是一天不可缺的，这和医学的起源有很大关系，因在原始社会，人们靠采集过生活，最初以采集植物的果实和含有淀粉的根块为基本食物，其次是软体动物如鱼蚌之属。在弓矢未发明以前，巨大的兽禽是比较难得的，所以如能吃到它们的肉，往往是在它们互斗受伤或因病而死之后，才可快其朵颐。

在原始石器时代的采集生活时期，往往有遇到中毒危险，尤其植物中毒机会更多，许多治病药物又大多是有毒的。因此，他们如吃到与病对症的毒性食物（一般是具有催吐、发汗、下泄等毒性植物），病就好了，这样反复的经验，就把它铭记下来；那时他们都是聚族而居，这种治病经验就能有条件被保存和流传下来。《淮南子》中曾说过——神农教民尝百草之滋味，“当此之时，一日而遇七十毒”。有人说这就是医方兴起的来源，是有事实背景的。由于原始氏族社会过着群居生活，如神农氏族一同出去找寻可为充饥的植物，那一氏族中人一天中遇到大小几十次的毒，并没有什么奇怪的事。而我国流传的本草书，其中植物确占多数，即此原因。故医药的知识，也是广大劳动人民创造出来的。

1928—1932年在我国北平近郊周口店发见的“北京人”，证明在五十万年前旧石器时代，已有我们祖先生活在这大陆上。根据“北京人”的生活遗迹，已知用“火”，这是一个巨大的发明。莫尔甘和恩格斯诸人对于“火”的发明都有极高的评价，在医学上说来正也具有此种巨大意义。食物营养价值，由于熟食关系而迅速提高，脑量也迅速增加，附缘食物中的寄生虫、细菌等跟着消灭，也减少了传染疾病的机会。又由于火的发明，具备了造烧制陶器的条件，它对食物的保存也起巨大作用，并使人们在寒冷的地区生活下去也变得更为可能。

最初人类的疾病和高级动物的疾病，基本上并没有什么区别。最早除产育之病外，传染病与外科创伤较被重视。因那时小于人体不知多少的病原体，既然无法知道，往往归其病因于鬼神；而对大于人体几倍、几十倍的生物所侵害，又往往无力抵抗而被其吞噬，因为人类没有它们的蹄爪齿角之利。但人类因能不断地劳动和发展生产，脑的智力也相应地直线上升，终于先后制服它们。

这时人类生活能力，仍是荏弱的，于上述原因外，有由于争食互残而受创致命之事，如旧石器时代的“北京人”，虽已发明石器和熟食，但往往因生活资料的贫困，发生同类相食、互相残杀之事，故饥饿和创伤，是他们最大的威胁。据裴文中引证魏敦和氏的话，“在39个‘中国猿人’中，死于14岁左右的占39.5%，其周口店山顶洞的七人中，死于童年的占43%。据说他们的短命，均由于‘伤’亡，此伤痕可于其遗骸上见之”。贾兰坡也提到生活于20万年前的山顶洞人有一女性与一老人头骨，被重击与锐器所伤的遗痕。当然被虎狼虫蛇所伤在当时来说，仍是严重的，故外科创伤，实有和人类一样的长久的历史。那时的创伤，除了口齿与拳脚的咬扑击等原始的创伤外，还有棍棒石器等所谓木兵、石兵所伤。往后，因生产力的发展，上面说的因饥互残的创伤之事减少了，然历史上留给人类深刻恐怖的虫兽之伤的印象，仍时为后人所省忆。

虫兽所伤的历史很早。在“人民少而禽兽多”的原始社会，人们虽也构木巢居，或穴居野处，还不免经常被虫兽所伤，更不用说草居露宿了。他们经常提心吊胆地生活着，晨起相见，必互致其“无恙”“无它”的慰问语。“恙”亦作“㺊”，是食人兽；“它”即“蛇”，更好噬人。它们盖即古时横行无忌的“野猪”“长蛇”，亦汉许慎《说文》所谓“封豨脩虵’一类害人的东西。由于它们对人类的祸害很大，故给人的印象也很深，以至于到了崇拜的程度。所以武丁好多次患病，都占到“希”（野猪）作祟，或占到了“它”“虫”“㣙”（蛇）作祟不作祟的话。可知当时把它们当作使人们致病的最大原因。

由于生产力的发展，促进工具的改进，从旧石器时代过渡到新石器时代，这时弓矢也发明了，人们开始有制伏大鱼猛兽的力量，社会经济生活也开始由采集生活过渡到渔猎、畜牧业及农业经济生活。它距今约四五千年，可概括仰韶、龙山两个系统的文化。

这时与医药有直接关系的生产工具有石制或骨制的刀、针等，在外科上有了决取脓血的工具。陶器大量地使用，使食物的储存、耐久更为可能。养蚕和纺织的发明，人们再不用兽皮、木叶为衣裳了，不仅在卫生上有普及的意义，在外科上也有改用柔软的如丝、贝母[①]或麻蒯一类纤维织成的布帛为绷带的条件。此时舟车亦已发明，故交通方便，而传染病的流行也因而扩大了。

如所周知：由原始群到氏族社会，原是同一血统和同一生活的原始公社时代。成员生活平等，同休戚、共患难，有如《尉缭子》说的“古者土无肥硗，人无勤惰，……民无私利，则天下为一家；而无私织私耕，共寒其寒，共饥其饥”，那样平等生活的社会。他们对患病的、妇女胎产的、年老和年幼的，及战士们的创伤等都很重视，并有一定的保健规定。如《礼记》礼运篇所说的：“大道之行也，天下为公……故人不独亲其亲，不独子其子，使老有所终，壮有所用，幼有所长，鳏寡孤独废疾者，皆有所养。”这些话都可反映原始社会的保健情况。

---

① 按：“贝母即古之絅若絺，一作薾，今之贝母也。其织维者，古以作衣。”（郭沫若《两周金文辞大系·辛赵曾鼎释文》）今贝母属百合科，熟之即作粉，药铺中法半夏，白如茯苓，脆更如是，绝无纤维。但《植物名实图考》贝母下引张子诗云“贝母阶前蔓百寻，双桐盘绕叶森森”，似固有纤维的贝母，疑为别种。

第二章　青铜时代的医学

（奴隶社会：夏商至西周　公元前第 22 世纪—前 9 世纪）

第一节　巫医

随着青铜的发明，促使生产力更向前发展，许多生产资料，渐次为氏族中有权力的族长或军事领袖们占为私有财产，如交易的货物武器和战争的胜利品等。以后因农业发展，渐把公社中的土地作为家族中的私有耕田。这样随着生产力的发展，创造出剩余生产物，自然有条件会把生产资料集中到一部分人的手中，而另一部分人因失去生产资料不能生活而受别人强制的劳动，成为他们的奴隶，渐次发展而瓦解了氏族社会，转变而为有阶级的奴隶制社会。这在我国略当于商的部落打败了夏的部落的时期，即公元前第22世纪左右。

由于贫富分化的显明，氏族兼并的剧烈，胜利者的奴隶主把俘虏当作奴隶，强迫他们劳动，首先在生产中出现了手工业和农业的分工，更促进了生产力的发展，也因为如此，更出现了脱离体力劳动的巫医这样专职的人物。巫最初不一定都是人鬼交通媒介人，而是能劳动的智巧的人，故后来能成为总结和发展过去广大人民劳动经验智慧的知识分子。所以巫字从工，而有知天文之巫、掌乐之巫，当然也有属于人鬼交通之巫。而治病之巫，实际就是历史上最早出现的职业医生（古时称医为工，有所谓“医者，治病工也”，而方谓之方疏①）。这和儒士、乐人之前身为巫是一样的。殷人尚鬼，他们除崇拜死亡了的祖先外，还有崇拜天地山川坛社及动植物等，有病即向它们祭祀。甲骨文中有不少关于因疾病向天帝祖先占求吉凶的卜辞，此等占卜多由巫去执行，故巫和鬼神关系极为密切。在政府中其地位每在一人之下，万人之上；有的本身就是酋长。复经统治阶级实行愚民政策，提倡神道设教，巫的权力更见广泛，一切学术，不带一点“鬼气”或“神气”，就行不通了，所以直到现在，还有一定人数相信宗教。在医学上这时尤不能脱离神巫的掌握，如所周知，自古以来，人类凡遇到危困

---

① 见汉许慎《说文》医字下及日本具平亲王《弘决外典抄》卷二引。

不能解决时，多求鬼神帮助，而病又不是都能治好的，许多尚难用当时科学解决的事情也是如此，正如马克思说的“宗教是现实贫困的表现和反抗”，“是苦难者的呻吟”。如当时他们患病经过用最新的至最原始的医学都不能解决时，只能转而哀告天帝诸神了。其中也偶有把病治好的，是病人本身生理机制的变化，与上帝和鬼神是没有什么关系的，因上帝和鬼神是根本不存在的东西，但剥削阶级利用它为统治人民的工具。

其实我国古代巫医，原也是用药治病的，这在《山海经》中十巫采药之事，就是有力的证明。列名十巫之内的巫彭，据《世本》说，他就是创造医学的祖宗。《世本》又说“巫咸以鸿术为帝尧之医”。他们的名字，并见甲骨文，可知他们是这一时期的名医。

这时期巫医势力很大，相传周族打败了殷人之后，各乡都有分立巫医治疗机构。但也是用药治病的——“具百药以备疾灾，畜五味以备百草”，他们都好用“毒药”治病。大概这种巫医，与《周礼》疾医一样，看不出有什么“鬼气”与“神气”。

巫医势力的消长，和当时地理上是有关系的。我国巫医势力自昔盛于长江流域。因这一地区气候炎燠，草木繁茂，食物易腐，虫蛇蚊蚋充斥大地，如有一种毒蛇叫“蚨”，它是毒蛇之长，据《尔雅》说，蚗是蛗蝮属，大眼，最有毒，啮人必死。又因蚊蚋繁生，嘬血至仅存筋骨而已，加上疫病横行，当时又无必效之药，故巫医盛行，其名最著。孔子述南方人之说，“人而无恒，不可作巫医”。而《楚辞》《论衡》《抱朴子》诸书多述南巫行迹。《说苑》和《史记》诸书也都提到南方巫医之最的苗父之名，这是指三苗地区的巫医。三苗概括今之荆楚湘桂诸地，它和南越地区（可概括闽粤越南诸地），正是我国瘴疠最流行的地区，而越巫之名，《史记》诸书中已有载之。大抵南方巫医多用糈菅、符箓，重在精神敕勒，而古代黄河流域的巫医重在药物，殆近人所谓“颇乏天惠”所致。

第二节　生理和病理

医学上的解剖生理学的开创人，不是医生，而是士大夫阶级所看不起的劳动人民。首先我们的解剖生理学知识是从动物身上开始的。所以它的历史可以上溯到渔猎经济时期。人类祖先最初是生活在海上的，而解剖生理学的知识，也是首先从鱼的身上获得的。《尔雅·释鱼》说，“鱼枕谓之丁，鱼肠谓之乙，鱼尾谓之丙”。按甲、乙、丙、丁四字的篆文是根据鱼身上这些部位形状而来，如其取证甲骨文，除丁字外，那末这种解剖生理上的部位更正确了。有人说“丁”当指鱼“睛”（“睛”为后起字，汉前并作“精”），如据甲骨文或可这样说，如据篆文就不这样了，足见其历史久远。还有一种生殖器的名辞，也是从鱼族身上得到的。《礼记·内则》有“鳖去丑”的“丑”字，是生殖器的名称。“丑”亦作“州”字，《山海经·北山经》说，“伦山有兽如麋，其川（州）在尾上”，以示异状。“州”又转为“烛”音，《淮南子·精神训》：“烛营指天。”许注：“烛，阴华也，营其窍也。”而又读“烛阴”曰“括撮”也。而“华”指龟头包皮。则此显指发育前和已退剩的包皮在内。可见“烛”是指男性生殖器，而“营”则指尿道口。的确，医生对于生物的生理组织的认识，远不及当时的庖丁。所以《庄子》说，有一庖丁，他那把牛刀，用了二十年还如新磨一样的锋利，而自称“目无全牛”。也就是说，在他看来，牛的全身内外，是由某些部件凑合而成，什么部位有隙缝，刀子就向那里捅，一点也遇不到骨头，所以他的刀用了多年，还如新磨的一样锋利。这对他说来一点也不夸张。医家最初的解剖生理知识多从他们那边学来。直到今天还是以动物作为学习这门学科的实习对象。庖丁也是最初了解内分泌的生理作用的人，所以阉割动物的生殖腺以防生殖的过繁；后来又用于俘虏身上，是即后来“太监”的起源。

关于内分泌生理的具体事例，医家也早有提到。《素问·上古天真论》中对于人的发育、衰老都以“天癸”的有无来决定它。今详“天癸”，寓有男子的“精子”、女子的“卵珠”等激素之类。盖即《老子》五十五章：“未知牝牡之合而全作”之“全”。意谓：“两性本不知交配之事，但因青春腺的成熟而刺激它们才知道的。”故“全”一作“朘”，亦作“峻”。明韩悉《医通》有“鹿峻丸”，及《方外奇方》的“斑龙峻”，皆以“鹿峻”为鹿之“精液”，其义近似浙东人称“精”为“峻”，读如“松”音。与朘削之朘（酸）声近，它和明冯梦龙《古今小说》卷36中所说的“捋松……”之“松”相同。为宋元以来通行的字，可说尚存古时音义。近儒章炳麟《新方言》四、闻一多《璞堂杂识》“朘”，及高亨《老子正诂》等书，并据陆德明《经典释文》引《说文》：“朘，赤子阴也。”此作小孩的阴茎解，殊失原意。

许多解剖学上的定名，多是根据生理组织形状描写下来的，如脊椎称之为膂，本作“吕”，篆文作“8”，胸作“匈”。又如人身上的骨架“天”字，古文作“𡕒”。《说文》云：“𡕒，瑙盖也。象皮包覆瑙，下有两臂，而夕在下，读若范。”“𡕒”字亦作“夓”，俗作“𡖊”。见《广韵》范部。按“叒”字上面的“一”即指“瑙”字，中间的“火”概括胸臂及髂骨，其下作双足至趾。“叒”是一个全身骨架的象形文，故称为范，但也是“天”字，古有：“天大、地大、人亦大。”故天和人都是人的象形文。但地是否也为人形的象形文，则笔者未知。

今卜辞“天”字有作“”，与《古籀四声韵》“要”作“”，古文“要”作“”，并为突出头骨，双手叉腰，是“人”的模型文。

至有文字记载的解剖生理，较早见于《黄帝内经灵枢·经水篇》，所谓“八尺之士，皮肉在此，外可切循度量而得之，死可解部而视之”。这里的“士”，是指战争的士兵，因“士”之倒字为“干”，谓持干御敌，故得此名。然则，古之解剖，有取资于战场上的敌尸者。其后西汉末年王莽之解视翟义党王孙庆、宋杜杞之解视欧希范等的记载很多，宋杨介《存真图》，就据此等刑场就戮的尸体解剖图而作。所以在人的生理解剖，我们还从刑官那边学到许多知识。后因礼教关系，此种历史就中止发展了。关于此点，另章还有提到。

在疾病方面，这时期的人们已能认识到不少的疾病，单在甲骨文中，已有关于流行病、五官病、妇产科病、小儿科病和有关寄生虫方面的疾病。就中传染病方面如取证《周礼·天官》的记载，知那时人已能掌握到传染病与季节关系的发病规律。疟疾更是很早被他们明确知道的传染病，周穆王的爱妾盛姬，就是跟他在西征途中，于山东地区患疟疾死去的。五官科的疾病记载得较详：如龋齿等病亦有记载，此可能与当时酵素的发明如酒、饴糖等有关。甲骨文中还记载殷中宗武丁的“三年谅阴”——失语证，因此症在《内经》中确有三年才能恢复自愈的记载。又老年的龋齿病也见于卜辞。妇产科也是很早出现的一门学科，在《诗经·大雅》中已有关于周之祖先后稷之母姜嫄顺产的记载。与此相反，《左传》所载郑庄公之生是逆产的（杜预注解与此相反，作易产解，殊失传文本意），而甲骨文中却有记载生育时的象形文的“**毓**”（毓、育）字。在《易经》和《山海经》中更有关于堕胎和节育之说，可以反映当时保护母亲健康，和因粮食不足时做出的合理措施。当然也有种子的记载。

关于外科也有新的发展，是这一时期较为突出的史迹。首先由于青铜器的发明，对创伤的幅度，比之石器时代已是深重得多了。那时对于止血防腐之术，当有更进一步的合理措施。

第三节　药物与药理

这时候用药物治病，已经是很普遍，并且由于各个时代生产力发展的不同，在这方面也留下极重要的不同的史迹。例如用草木治病的，前已提到过：它在采集经济生活中就开始，并把它有效的药物流传下来。这时治病可能是女子，因她们担任此种采集工作，中国有关女巫治病的历史是很早的。这在希腊荷马史诗《伊利亚特》中也有亚麻的卷发的女医阿葛米达治病的话。

用动物治病的，我们知道是在渔猎经济生活时期已经开始。这时的医权可能已转移到男性手中。这类药物，我们尚可从《山海经》中找到它。其中所载治病的动、植、矿三类药物，约达120余种，而动物占60多种，植物50多种，矿物和水各占若干种。可知动物的药物超过植物，并从其中可以寻出渔猎和畜牧经济生活时期医药的遗迹，如“调马”“毒鱼”等记载。但许多药物还杂有迷信成分在内，基本上还是神人杂糅的商周年代的产物。但一药而治数病，又是交通较为发展，文化获得交流以后的事情。

当然，奴隶社会生产力虽有提高，但处于奴隶主残酷剥削制度下，奴隶们仍脱离不了以野菜果腹的生活。何况又时有自然界中风、涝、旱、冻、虫等灾害，扫清了他们辛勤作成的庄稼，连自由民也只好以野草充饥。所以我们还可看到《诗经》中采藻、采葑、采卷耳等收采几十种野菜时的歌咏，并不是诗人所说的全是男女相悦，采兰赠芍那样旖旎风光的事情。可知以草本植物为药物，还不断的增加。而当时统治阶级有把虫类如蜂蝉视为珍馔，则虫类为药物的来源仍未中断，故本草的名汇亦日益增多。

在药理方面，已明确知道能治病的药是有毒的。这在殷武丁时代，已有“若药不瞑眩，厥疾不瘳”的话。依据甲骨文，“不瞑眩”当作“不玄冥”，是由服了有毒药物后所发生副作用的现象。可以肯定：那时医家已知使用附子、乌头一类的毒药了。直到现在的药理学家，在他们找寻药物研究对象时，如初步分析其中没有毒性的生物碱、苷、皂化体等，就放弃它为研究的对象。可知我国医家在公元前十二世纪年代中已能掌握此种药理研究的规律了，这在医学上是一桩了不起的发明。大概周秦以前的医家已能掌握此等药理，所以当时多以毒药治病。《周礼·天官》说“聚毒药以供医事”，《内经》中提到用毒药治病之事尤多，都可反映这一历史事实。

酒在这时期也已发明了。它并被作为治病的重要药物，因为它具有很大的麻醉性，在止痛方面是能起一定作用的。由于它的发明，改变了剂型：就是把药多改为液体制剂。据说，汤液是商代奴隶总管——阿衡（后来的宰相）伊尹发明的。他原是厨子出身，这也因为他掌握了酒的特性——麻醉，加入治病的药物，能使效力增加，后来的酊剂也由此出，扁鹊和《内经》都提到它，《素问》中且有一篇专论酒在医学上的作用和地位的话。而《汉书·艺文志》经方家中，也有《汤液经法》三十二卷，相传为伊尹撰。可以反映庖丁们与医学历史关系的密切。

第三章　英雄的铁器时代的医学

（封建社会：春秋至战国　公元前第 8 世纪—前 221 年）

第一节　医、巫和它们的斗争

殷商的文化所以能灿烂发光，自然是已能铸造铜器。其他牙骨玉石的雕刻工艺也很精致，当然还有较好的酿造技术。这些对医学都有很大的影响。但在上层建筑方面，它仍然是一个“神气”十足的神权时代，这在医学上的影响是深远的。殷代武丁诸王凡病多求之于卜，略如前述，而自西周初武成诸王以下凡遇疾病，亦多先巫后药。

但是，人们的意识，终由存在来决定的。在公元前第8世纪左右，英雄的铁器时代开始登上历史舞台，而进入封建社会。

在这时期，已开始抉破宗教迷信的藩篱，把疾病的原因，从唯神论手中解放出来而移交自然现象的本体论手中。这可从郑国大政治家公孙侨（子产）和秦国名医医和二人，于公元前541年论晋侯之疾的话中可以看得一清二楚。那年晋侯有病，子产被聘至晋。卜人说晋侯之病是由山川星辰之神——实沈、台骀作祟。子产说，是由饮食哀乐不节而来，与山川星辰之神有什么关系？因子产知道晋侯一天到晚不理政事，只知和女姬们鬼混在一起，甚至把同族的女子也拉作内官。子产并对他说："内官不及同姓，其生不殖。"所以他也是首先注意优生学的人。

医和对晋侯之病的看法和子产一样，但措辞爽直得多，不像子产那样用婉转的外交辞令。他迳对他说，晋侯之病是淫于女色所致。并指出凡在"阴、阳、风、雨、晦、明"六个时候近女色的话，就要生六种不同之病。普侯之病属于晦淫的惑疾——"蛊疾"。盖即今之"前列腺炎"或"弛缓"。按《素问·玉机真藏论》说："少腹冤热而痛，出白，一名曰蛊。"也是《素问·痿论》所指"入房太甚，宗筋弛纵"的"白淫"。故这"蛊"正是慢性前列腺炎和前列腺弛缓病中所泌出的一种"斑点样丝状物"或"溢液"——"白淫"。它是多由房事过度引起的一种主要病症。

从绝对的医学理论来说，此时期医学已从巫术宗教医学中解放出来。有时在上层社会也发生若干变化，如公元前458年楚昭王有病，卜者说由“河神作祟”，他的大夫请他祭郊，他不肯，这连孔子也称赞他能知大道，后来孔子有疾，拒子路之请祷，疑其也受昭王的影响。

但从整个社会来说，决不能说巫医势力已从根本上发生动摇。如战国时代像扁鹊那样的名医，也时为迷信巫医的士大夫阶级所非难，如他去看虢太子患尸厥（休克）时，一问他有没有苗父、俞跗那样的本领？他说没有，而被奚落了一场。后来去为卫国病人看病时，还和灵巫作一次现场斗争。结果，因病家相信灵巫，他失败了；但从医学立场来说，大夫的儿子被巫治死，故他胜利了。因而可看出医和巫的斗争如何的剧烈！后来淳于意和《内经》对巫医都有不客气的批评。淳于意认为“信巫不信医”为六不治之一，《素问》也有“拘于鬼神者，不可与言至德”等愤激之辞。

当然，医虽不出于巫，但医家却有从巫医蜕变的历史事变，所以他们的本身有时还多少流露出此种形迹。我们从《史记·扁鹊仓公传》中的记载来看：扁鹊以梦境论病情，淳于意被称为“圣儒”等，不难窥见它的本质。因为历史的发展至不平衡，在进步的事物中往往同时带进旧的、落后的东西。若从医和巫在社会上整个的力量对比来说，那末，巫是大海，而医不过是大海中的孤岛。此等巫医势力由于经济逐步发展，及社会制度的改变，才逐步缩小，直到我国全国解放后，巫才迅速地退出历史舞台。

第二节　物理疗法

人类在劳动生产中不断地进化，对自然界的认识也不断地提高，首先反映在医学上的，就是许多物理疗法的不断地被创造、发明。

物理疗法，在石器时代已经存在了。当然随着生产方式的不同而有先后。如带有本能性质的按摩、导引等，自然要较灸焫、熨、针砭之法为早。但它们真正作为医疗上用，要经过一段较长的时期。

按摩、导引虽为两种不同的动作，但它们基本的目的是一致的，即不外：推陈致新。当人们在生活劳动中，不免有受伤虫螫一类痛痒的感觉，很快地就发生条件反射，用手去抚按抓搔，以减轻症状。人们蛰居穴中或在空气不流通的场所，一旦到空旷的野外，呼吸自然加深，吐出碳气，吸入氧气，而感到一阵清新的喜悦，较微的病患也往往就好了。上面两种动作，都是在生活经验中得来；由于经验累积，掌握它们的规律，把它们的范畴推广开去，成为按摩和导引两种物理疗法。按摩、导引在战国时代，已为《孟子》《庄子》诸书所记载，《汉书·艺文志》并有按摩的专书在内。不过它们当秦汉之世，被降低到为方士服务的成仙方法之一了。但一方面医家经典著作如《内经》却把它看作治病的一项重要的方法。至导引之法，古亦称行气，我们现在还可看到战国时“行气”一类的金石铭文，更是直接的史迹，知在那时已被人当作恢复健康的方法。而方士又当作“辟疫”良方，它要有一种控制思维的“存想”，后来发展为“气功疗法”。

针砭之术，最初是用在肌肉疾患的治疗。它是由于许多外部疾患时，偶然抉破了皮肤和血管把血放出，连带把腐败物质也排泄出去，感到病情轻减而引伸的。但在石器时代，它们的工具有用石做成的“檠”（石针），杨上善说：“砭石欲细而长，伤口深也。”实际只能穿刺肌肉的浅层。而如决痈时用的犁状小刀，则称之为“砭”；后来用金属制的称之为“镵”。杨上善亦言《山海经》所说的砭针，“堪以破痈肿者也”，非指今之豪针甚明。至兽骨和后来铜铁针等，皆仿棘针的形状制成的。但石质性脆而无延展性，故不锐而易折，棘和骨针，亦有易折性。后来由于青铜时代的到来，才和其他的刀箭一样改用坚硬的青铜作针。但真能完成如九针的任务，细如蚊喙，惨如蜂虿的豪针，还是在铁器发明之后。正如《山海经·东山经》中所说的“高氏之山，其下多箴石”。郭注：“可以为砥（砭）针”；《南史》王僧孺答全元起的话，可以看出由石器时代经铜器时代到铁器时代针砭递禅之迹。不过从字形上的变迁来说，现在的针和当时的针的概念不同。最初的针作“咸”，它在《易经》上已有多次用作治病，甲骨文作“”是一种斧形的武器与砭相类，有砍破、决破作用。而由竹木作针的则为箴，完全是现在流行的纤长之针了。但箴、鍼，最初是用咸字的。而自金属发明后，遂改用“针”字了。

“火熨”和“灸焫”的治疗，当然由于人类发明用火之后。按火之如何用于治病？我们现在尚难完全知道。但有两点可能与此种疗法有关：首先，当人们寒冷得觳觫时，遇到热气后，血脉即觉通畅，遂引起人们用火治病的动机；而患血脉壅滞，末梢神经麻痹之病时，得火石的熨帖或灸焫，即觉舒畅。其次，则与迷信有关，在原始共产社会，人们已有鬼神观念，认为病由鬼神而起，火是鬼神所畏，用火灸焫含有驱逐鬼神之意，所以后来针灸书中尚有鬼穴之名。不知因灸焫往往得到白血球等物质的增加和变化而将病治愈。春秋时代针灸已经通行，到了战国时代的孟子，已经知道用艾绒作为灸焫的工具。

上面所说的按摩、导引、针灸之法，在战国时代已到成熟之境。故《史记·扁鹊传》提到焫石、桥引、案机、毒熨（包括汤熨）诸法。《内经》更为频繁地提到它们，也提到布熨之事，为后来雷火神针灸法的滥觞，像针灸之事，尤占很大篇幅。

对于上述各种物理疗法的发明，古人更辩证地认为和它们的地理生活条件有关。如《素问·异法方宜论》所说，砭石是东方鱼盐地区人民多患痈疡而发明的，灸焫是北方寒冷地区人民野处乳食易生胀满之病而发明的，九针是南方雾露（炎暑）地区人民嗜食酸胕（腐）致病挛痹而发明的，导引、按跻是中央地区人民杂食不劳，以致多病痿厥寒热而发明的。所述和当时产生此种理疗法的实际情况大致符合，同时也可反映我国古代医学，已能将各民族地区的医学特点加以综合利用。

第三节　职业医生和医学的分科

职业医生和医学的分科，都是和当时社会经济发展有密切关系的。

自有阶级社会，职业医生也出现了。当时医权多操在“巫医”之手，所以巫医是后来职业医生的先驱。《说苑》中的苗父，是当时极有权威的职业巫医。但由于当时人口少，人民的经济能力还很低，流行的疾病不如后来那样猖獗，老守一地做坐业医生不能解决生活问题，所以医生往往是流动的，这正符合后人所说“行医”的含义。这时期医名最大的扁鹊，他就是周行列国的流动医生。他原籍是齐之卢国（山东长清）人，除在本国行医外，还到过以下许多都市，并依各国风俗而做各种不同的医生：他在虢都（河南陕州），治虢太子的尸厥，当是内科医；至赵国的邯郸（河北邯郸），听说那里人欢喜女人，遂为带下医（妇科）；至周之洛阳，听说那里人尊敬老人，即为耳目痹医（老人病科）；至秦之咸阳，听说那里人喜爱小儿，即为小儿医（幼科）。其他还到蔡、宋、魏、鲁诸国，诚是迹遍天下，名闻诸侯。可以反映那时都市经济的发展，使人口集中，形成百工杂技辐辏之地，医生不过其中之一而已。然也可反映出穷乡僻壤，医药极不易得，始终是巫觋阵地的形势。

正因都市经济的发达，医生才能放弃流动生涯，而择地坐业，使病家登门求治。大概战国末年已有此种情况，故《荀子·法行篇》说，“良医之门多病人”，即可说明此事。秦末英布之妾有病，就是登医生之门而求治的。《脉经》中也载有不少妇女到医生家中看病的案例，还提到装束入时的少妇，或由母亲陪自己年轻的女儿到医生家里来看病的情形。《伤寒论》前所附“平脉篇”中，却提医生到病家看病等事。《史记·货殖列传》并说市医多成巨富的，所谓“马医浅方，张里击钟”，就是最好的说明。后来还有留病人在家医治的，但同时仍有趁墟赶集的流动医生。

这时医家既以医为谋生工具，自和其他的职业一样，不能不向病家索取酬劳：《史记·货殖列传》说，“医方诸食技术之人，焦神极能，为重糈也”。而那时人在每年生活费预算中，也把医药费用编入预算之内。但如桓宽所说，“为医既拙，而又多求谢”，所以此种预算，很难准确，大概多在超支之列吧！而魏晋时，乃有自标名号，或和官家勾结，雇用辩士作夸大虚诞的宣传，说什么“能予盲者登视，躄者即行”等话，以招徕病家。而历史上医酬最大的当推赵简子酬扁鹊田四万亩，医之好利，也在《扁鹊传》中侧面反映出来，但谣谚上却也有“医有割股之心”的话。其与富贵病家为难，而好为劳苦人服务的如十一世纪的名医初虞世，也可代表一部分为人民服务的职业医生。且轻身重财，原是病家恒有之事，如后面所揭的：汉初地方封建领主齐王刘则家族，因苛待医家，致淳于意不敢前去担任医官，其后刘则夭死，家人以杀人之罪诬之，遂系狱长安，所以淳于意有“轻身重财，二不治也”之叹。宋党永年亦有“王生鄙财弃命”的故事，记在他的《神秘名医录》中。这都说明在封建社会，医家与病家的基本矛盾，它对于医学的发展，是有极大妨害的。

至医学的分科，也是很早之事，大概从临床医学那一阶段就开始了。因据文献所载，巫医时代已有分科的迹象，如苗父为内科、俞跗为外科，巫妨（亦作“方”，即《山海经》中的“巫盼”，巫凡）为儿科。而上文所举扁鹊之为带下医、小儿医等，则至迟在公元前第三四世纪时分科之事已经肯定地存在了。更从近代发见的印玺中，也可证明当时民间更有外科、皮肤科等专科医生。[1]而秦汉人相据前人资料所整理出来的政书——《周礼·天官》中，有疾医（内科）、疡医（外科）；疾医多治四季流行病，疡医中复概括疮疡外科、金创外科、骨科等。金创医在《汉志》中且有专书。此外还有兽医，及为宫廷服务的营养医生——“食医”等。

① 参看陈宣：“玺印木简中发见的医学史料”，《科学史集刊》第1期，1958年科学出版社出版。

第四节　环境卫生

我国古代对于环境卫生，已十分注意。《周礼》并设有与清洁卫生有关的官职，如掌理室内除虫、室外除草及清洁水源等的职官。而水源与环境卫生关系最大。因作两大重要的措施。一曰改水：古多凿井而饮，而《周易·井卦》及《管子》《庄子》中，并有井盖、井栏等设备的记载。但井水久用，必多污秽，因而每年夏至日例有浚井改水之事：淘除井中污泥积垢，疏浚河流等。据说它们可以去毒而预防瘟病（传染病）的发生，这种工作古代由政府派员管理，后来都市中已有替人家淘河、淘井为职业的劳动工人。如唐称为“淘河者”，孟蜀称为“淘沙子”，宋之“淘渠人”或亦称为“淘河者”，元明之“浚井夫”，至明清之称为“淘沙”。据南唐刘崇远说：“咸通中（860—874年），金陵秦淮河中有小民棹扁舟业‘淘河者’。”这情形直到后来仍然不变，他们驾小舟，取河中泥土澄汰之，其舟称为淘沙舟。当然淘井、淘河，都是他们的工作。有时淘沟也有季节的，如南宋首都临安（杭州）于新年为通渠时期，并雇人把淤泥用船搬到乡间，明清时的北京，则以二月为淘沟之期。

其次，排除下水道的地下污水，使它不致泛滥倒灌到饮流或井中，而发生疫疠。古代都市的大建筑物都有此种排水设备，《周礼·考工记》已有巨大的下水道的记载：宫中“窦，其崇三尺”。此由解放后在河北易县燕下都，及西安附近发见战国及秦汉时代的“陶窦”，可以说明此点。易县为燕国首都，时在公元前403—前221年。这“陶窦”足可与古罗马和印度的下水道相媲美。后来下水道之结造，汉时宫廷中用石结造，称为石渠。但一般多用砖石结成，宋刘攽称它为砖渠，此事一直到明代北京仍是这样。但明代宫廷中竟有用铜铸成的下水道者，这是最豪华的下水道，也是历史上所罕见的。至于它们的规制，也多宏伟，据宋陆游说，北宋时“京师（东京——汴京，今开封）沟渠（下水道）极深广，亡命多匿身其中，自名为‘无忧洞’；甚者盗匿妇人，又谓之‘鬼矾楼’”[①]，也可见当时都市中下水道规制，已不亚于现代，其实都是远从《周礼·考工记》中所说的制度发展下来的。

① 矾楼后改名“丰乐楼”，孟元老的《东京梦华录》作“白矾楼”，为汴京大酒店，《齐东野语》说它“饮徒常至千人”。此处可参看明冯梦龙《醒世恒言》卷十四，“闹樊楼多情周胜仙”中故事。

第四章　理论和实践医学的统一时期

（秦至西汉　公元前221—25年）

第一节　医学理论的树立

我们看了上面的医学历史，仅能看出素朴的经验医学、巫术医学，及从巫医手中解放出来开始把疾病结合人事关系的素朴的唯物史观的医学。但它们都不能离开畸零的经验；彼此孤立，不能联系，故这时期的中国医学历史，尚处于感性阶段。

西周之后，中国的哲学历史上开始出现阴阳、五行这两个素朴的哲学名辞，把自然界和人事方面的许多事物加以联系。然“阴阳”本为周人八卦中所用的名辞，老子用之以为成道的因素，后来易家又以道家之言以释易。

“阴阳”是两个具有对立的属性而又是一个统一体的东西，《老子》所谓“万物负阴而抱阳”，是它的最简要与最恰当的定义。因事物都有它的两面性，有正面必有反面，才能构成由此及彼、由表及里的最基本的辩证法则，当初用它来说明事物的本质是有它一定的历史意义的。以医家来说，在没有阴阳说之前，医家可能看到表证而没有联系内部里证的一面，也可能看到寒证而没有联系到另一面的热证。但在扁鹊时，他已能很精熟地运用此等辩证法则，分析病情："闻病之阳，论得其阴；闻病之阴，论得其阳。"因此，他就有"病不见于大表，决者至众"，那样正确地决断病情的本领。因当时已能把病人的气血、寒热、缓急，邪正、内外、虚实等看作相对的名辞而加以区别运用。但阴阳只能说明事物的两面，而不能贯穿庶物的品类，只有五行，才有此种条件，可是这时它还没有联系到五行上去，所以此时的医学理论还没有完整地树立起来。

五行初见于《尚书·洪范》，即"木火土金水"。它们各有不同的性质："水曰润下，火曰炎上，木曰曲直，金曰从革，土爰稼穑。"次言变化："润下作咸，炎上作苦，曲直作酸，从革作辛，稼穑作甘。"这已有初步把庶物归作五类的倾向了。但仍和阴阳没有什么联系，虽《左传》昭公元年（公元前541年）医和诊晋侯之疾，有"天有六气，降生五味"之语，"六气"中有阴阳，但仅居六气中之二气，与上面所说的阴阳性质不同，自难说它们有什么联系。

但自战国末年齐宣威时，有邹衍之徒，综合以前阴阳五行家言，创为无穷地循环式的“终始五德说”，侈言克胜以干人主，学者多用其说以成一家之言。医家自不例外，把有史以来丰富的治病经验，推演其原因，归纳为五个大类，这好像一屋子的散钱得到钱串一样，把它们贯穿起来，成了有系统的理论；更将此种理论作为实践的指导，原很辩证的。这也是中国医学理论初步形成的经过概况。

第二节　阴阳五行结合后在理论上的变化

自从有人把“阴阳”“五行”二个不同的哲学名辞扭合一起，在各家理论上成为不可分割的统一体后，推演各种事物，都得到理论上的便利。医家也是如此，用它来说明医学上一切理论方面的问题。

阴阳说因为仅有正反的不同，学者对它也较少争论，但五行说就不同了。

我国的五行说和希腊的四元说其形成的历史固然不同，但本质上都是最早的原子论。如《尚书·洪范》所说的五行，并没有什么神秘的含义，但由于事物的繁衍而有不同的看法，这正如恩格斯指出希腊的四元说，“已含有论争的种子在内”。

在我国的五行说中，正也有许多不同的论争，最初还是素朴而没有什么偏见的，如《左传》和《国语》中并用五行解释人事。《左传》昭二十年（公元前522年）载晏子五味和同之说，而《国语》郑语中史伯对郑桓公之问：“夫和实生物，同则不继。”又《晋语》曰：“同姓不婚，恶不殖也，是故娶妻避其同姓。”为我国较早的关于优生学的篇章。这里虽则为幽王和晋侯同族淫乱而发，但可以说明当时人们对于优生学已有正确的认识。也可说明增加其他元素，才能继续变化而产生另一种物质；若增加同一物质，如以水益水，就不能产生其他物质——而形成“同则不继”，停止而不向前、向上发展的结果。当然那时还不知“量变到质变”的原理，这其中已孕育后来五行矛盾——生克之意义在内，也可说它是生化和化学历史的开端。

至五行相生说，盖在邹衍“终始五德说”之后，战国末年又有五帝方位顺次的“五行相次转用事”的话：东方木、南方火、中央土、西方金、北方水；以配春、夏、秋、冬，形成“五帝顺数而相复”的规律，也很自然地发展而为“五行相生说”了。今犹见吕不韦（？—公元前235年）门客们所撰的《吕览》《月令》诸书，而董仲舒在《春秋繁露》中更侈言其事。及刘向（公元前77—6年）反邹衍之例，创为“五德相生说”，至此，五行相胜（克）、相生说已完成了。它也很快地影响到医家，医学的理论基础至此才算完整无缺地建立起来。

五行说被应用在医学上主要是五行配五脏说。它随当时政治改德而不同；如心脏今文家属“火”，但古文家和管子诸书，则把心属“土”，属“水”，或竟属“木”的，故历史上五行配五脏说曾有四五种不同的配法。但自汉光武后，才确定现在通行的配属法：肝属木、心属火、脾属土、肺属金、肾属水。这是属于《尚书》今文学家的五行说。后来因受“车同轨、书同文”的影响，其他都不行了。然仍有改削未尽，故《素问》中尚有不同于今文家五脏五行配属的遗迹。

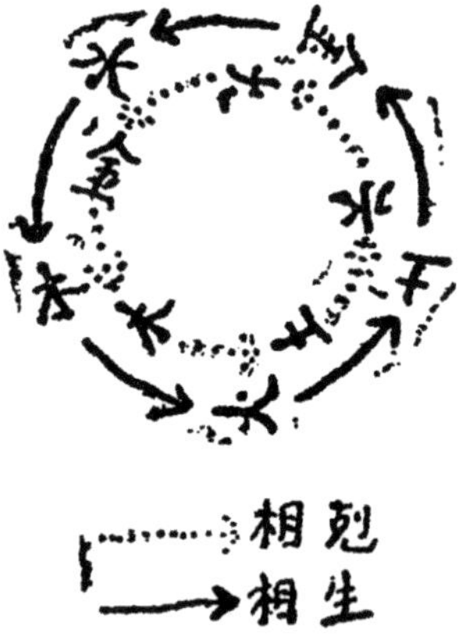

不论邹衍的五行相胜说，《吕览》和董仲舒、刘向等的五行相生说，它们的运行都是“终而复始，如环无端”的。故今古文家五脏配五行的生克的运行形式，当如右图。在经典著作如《内经》——尤其五运六气诸说中，随时都可看到此种无穷循环的转轮式的排列方法。

至于阴阳五行在医学上的结合，也可说是表示在生理方面。如以五脏六府各有所属，而今文家说肝属木，为阴；胆属木，为阳。因肝属五脏，五脏在内，属阴，故肝亦属阴。胆属六府，六府在外，属阳，故胆亦属阳。又把阴阳各分为六类：少阳、太阳、阳明、少阴、太阴、厥阴，是为“六经”。而依“六经”经脉流行上下起讫于手足之故，派生而为“十二经”。“六经”之说，已见于西汉初年淳于意的《诊籍》中，据说扁鹊书中已有此类名称了。它大概是先秦时代才有的一种学说，汉哀帝以后的讦纬家，也时引用其说。

此种五行配合法，也被汉时统治者作为用人标准，即视其筋骨言貌而属于那一行人，如“木气人勇，金气人刚”之类，它属先秦形名，也属名学的范畴，为校练名实之学。此以五行为说的相法，刘劭《人物志》诸名家书多言之。也影响医学，如《灵枢·阴阳二十五人篇》等，又颇类希腊四元素说。但当有一部分科学性，故巴甫洛夫创为神经类型说。

在公元前三世纪前后，我国医学上已形成上面一套完整的理论体系，实在值得秉笔大书之事，因为自此以后，我国医学理论上才有依据。当然，也因为历史条件限制，有它的局限性，阴阳仅能说明事物的两面，医家反复而言，似甚繁颐，也好像在变动，实则有如钟摆，没有离开它的原位。五行固能统率宇宙万物为五个大类，但在推理上因被邹衍“终始五德说”所限制，形成无穷的循环，缺少向前或向上发展的条件，正如恩格斯说的：“自然界并不是久远一样的、经常辗转重复的循环周里运动着，而是经历着实在的历史。”斯大林复阐其义曰：“因此，辩证法认为：发展过程，不应当了解为循环式的运动……而应当了解为前进的运动，上升的运动……由简单而发展到复杂，由低级而发展到高级。”可以说明中国医学在理论上没有再进一步发展的症结所在。

第三节　医经和经方学

治病的经验，其先原是广泛地流传于民间，其后巫和医汲取它们的经验作为专业的职业医生，但在孔子以前，私人罕有著述，孔子而后，私人撰述渐多，至春秋战国时代，百家争鸣，然而有关医学方面的著作还是很少的，我们现在只知邹衍所撰的《重道延命方》一书，它可能还是秦汉方士所托的书。其次有《扁鹊脉书》等，见于《史记·仓公传》，都是较古的医书。但从秦政焚书诏中有医方不预的话，可知那时政府和私家所藏的医书已经不少了。汉兴大收篇籍，至成帝河平三年（公元前26年）刘向及子歆（？—23年），领校秘书，其中校方技（医药一类之书）的，是由侍医李柱国担任。向把各家之书，分为七类，每书作一提要，撰成《七略别录》。向卒，子歆继其事，其书称为《七略》。惜二书不传，但班固《汉书·艺文志》就是它的简本。今观《汉志·方技略》，内分四个部分，计医经七家，216卷；经方十一家，274卷；房中八家，186卷；神仙十家，205卷。这是我国第一世纪以前医学的总结。

房中是当时方技家为劝诫统治阶级节欲而作的性欲卫生学，但后来相反地流为《玉房秘诀》《素女经》一类导淫秽亵之书。神仙之说，战国时已经发生，至秦皇汉武时代统治阶级所求长生不死的导引服食之书，为那个时代方技家的“显学”。虽后来这二家书为它本身内容所决定，渐和医家分开，但还藕断丝连，这只要看汉以来传下的医书，便可明白。不过它在“抗防衰老”（“长寿”）方面，也算做过一番工作。

向歆父子把疾医之书分为医经、经方，是极有科学性的分类法，因它很符合医学历史发展的道路。前者是关于人体解剖、生理、病理诊断和治疗学一类之书，后者属于临床经验方药之书。在经方家中，可看出第一世纪前凡属呼吸器官疾病、消化器官疾病、传染病、精神、神经病，外科创伤、妇幼科、饮食卫生和古代名医流传的医方等，并有专门撰述。

但是秦皇未焚的医书，竟没有一卷书流传下来，所以元马贵舆曾慨叹地说，“秦燔经籍，独存医药卜筮种树之书……而无一卷流传至今者”。以为书之存亡，都由它的内容来决定，如神仙家之说，虽有秦皇汉武那样大的权力，提倡了几十年，当时燕齐的方士本来在田里做庄稼的，听到秦皇有此号召，就丢掉生产工具，像飞蝗一样地奔集咸阳。每个都大吹法螺，说有一套成仙的方法。结果，这群骗子，有的如卢生、徐福之流逃走了，有的被杀、被坑了。汉武求仙，有文成五利之徒，宠幸一时，结局也是如此，都没有用处。其实《汉志》所载的医经验方家书，也没有一部流传下来，这是当时统治阶级轻视医学的结果。但现存《内经》《神农本草经》《伤寒论》等书中，必存有大量的先秦医家的血胤，故也可从而反映出若干先秦医学发展的历史。

一、《黄帝内经》

战国以后，阴阳五行说既已流行，又当百家争鸣之时，私人撰述日多，自有不少医家的撰述。《汉志》方技略家的方书，当有不少这一时期医家的撰述，虽后来已经亡佚，而现在流传由黄帝与岐伯等论难而成的《黄帝内经》，固不能说即《汉志》之遗篇，但可能有若干篇与它有关。其书当成于西汉末年，而适遭东京兵燹，多被焚荡，篇帙缺失，后人复为补缀，如此历经兵火虫水之害，而历代补缀者更不一其人，故现存的《内经》，已非一时一人之手，直至魏晋及唐与五代，尚在变乱，以人地暌隔的关系，故皇甫谧所见之《内经》，已非仲景撰《伤寒杂病论》时的《内经》，梁全元起注《素问》时的《素问》，又不是王冰次注《素问》时所见的《素问》。至现在的《灵枢》，自然又不是林亿等所见的《灵枢》，因它在北宋时已多残缺。今之《灵枢》即《针经》也。

从现存《内经》中早期作品来看，基本上能符合《汉志·方技略》——医经提要的精神："医经者，原人血脉经落骨髓阴阳表里，以起百病之本，死生之分，而生度针石汤火所施，调百药齐（剂）和之所宜……"的确，《内经》一书，是叙述人的解剖（肌肉脏腑、血脉、筋骨、形状大小长短，及内脏容纳水谷多少等）；生理（六经分布和它们的气血多少，血液循环、消化机能、脉搏至数和波状，及一切器官的功能等）；病理（受外因自然界的影响，如阴、阳、风、雨、寒、暑、燥、湿的反常，及创伤、虫毒，及内因的饮食男女生活和精神变化等）；诊断（望、闻、问、切等）；治疗（汗、吐、补、泻，及用针砭、灸焫、按摩、导引法等）。其中有许多病各有专篇叙述，其为针灸而设的脏府经脉的篇幅，约占一半以上，大半见于现行的《灵枢》中。

书中许多地方都从实践中得到。《灵枢·经水篇》论解部（剖），所述内脏情况，略与现代解剖学相同。血液循环理论也和现代生理相近。假如此说发生于邹衍终始五德说后，那末，我们有理由怀疑和它有关。古人往往以人比拟宇宙，彼此都有联系，故认为人也是如此；内而脏府，外而皮毛，各相联系，成为一个整体。其表达此种理论，是用阴阳五行说的，如有阴阳才有六经之名，合手足而成十二经，然后才能内连脏府，外系肌表，五官毛发，成为生理上的一个整体。又用五行说，都各给以属性（如肝木、脾土等）与变化，同时又配合宇宙形象，阴阳消长，四时代谢之事。说明了人体和一切生物一样，都要经过发生、发展、衰老、死亡和在经过中由于内在的与外来的因素而发生的障碍（疾病）。这些在《素问·阴阳应象大论》中说得最为明白。

在治疗方面，它根据实际经验，做了恰如其分的处理，因病缺少何种成分和病在何处，即用补给何种成分和把那一部位病邪从该处排出去。其法有吐、下、内消、蒸浴、汗、按摩、切开、导引等。如说："形不足者，温之以气，精不足者，补之以味，其高者因而越之（吐法），其下者，引而竭之（下法）……”还有按病情缓急而治有先后，发明“标本”之说。其最突出的，则为早期治疗，因当时医家认为邪由外至，有三个发展阶段：一邪在皮毛；不治，则至肌肉血脉；不治，则至脏府骨髓。扁鹊之诊齐桓侯及托名扁鹊方书的伤寒治法皆是如此。其后又发展而为五个阶段：皮毛、肌肉、筋脉、府、脏等，所谓“上工救其萌芽”也。其次《内经》有“病传”的病理说，如云：“圣人不治已病治未病。”其说与张仲景之肝病传脾，先当实脾的疗法相合，盖已含有五行相生相制之意，故和扁鹊治未病说不同。但《内经》中也发展了扁鹊早期疗法之义。认为许多病既失去早期治疗的机会，则病势炽盛时，宜用待期疗法，至病机衰退，又可乘机医治。如曰：“无刺熇熇之热，无刺漉漉之汗……”它说此与兵法上“无迎逢逢之气，无击堂堂之阵”，是一样道理。故结论说，“方其盛也，勿敢毁伤，刺其已衰，事必大昌”。虽为刺法所定的原则，然亦可用于汤液和其他理疗法。

二、本草和本草经

（一）本草和本草经的历史背景

自原始石器时代开始，人们即知用草本植物治病，后来随着经济的发展，增加了动物的药品，而矿物则多以形状瑰异而使用它，当然它们有一部分是起源于迷信的，但都丰富了药物的内容。春秋战国以前，大抵药物和针灸并行，故康子馈药，孔子有“未达（针）”之语。《素问》亦曰，“当今之世，必齐毒药治其中，镵石针艾治其外也”。但战国以后，药物治病才以压倒优势流行起来，《周礼》中已有专职收集毒药以供医事之人。故当时对药物的产地、辨伪和使用的君臣佐使等已广被注意。又由于神仙服食之说已起，到了秦皇汉武，迷信神仙之说更深，轺车四出，东至扶桑，南至闽越，广征药物，以祈神仙，而药之名汇益多。并因汉武时方士的烧炼，药用矿物更增加了。至西汉初年名医如淳于意在狱中所供《诊籍》，十九用药，而针砭不过偶一言之，但尚无“本草”之名，所以《史记·仓公传》仅有《药论》一类书。汉平帝元始五年（公元5年），在征召天下精通各门学术的诏书中，才提到“本草”这一名称。当时即有本为医家而后来却成为游侠的楼护应此轺车的征聘，自称能诵习“医经、本草、方术数十万言”，如所载不夸张的话，可知“本草”一类的书已不少了。而本草之义，正如孟蜀韩保升所说，因草类居诸药中的最多数而来。

这些本草书，由于先秦时“故为道者，必托之于神农黄帝而后能入说”的风气，多打着“神农”“黄帝”的旗帜。

而《神农本草经》一书，就是在上述的历史背景下产生的，故其中颇多“仙气”。

（二）《神农本草经》

现在流传的《神农本草经》四卷，虽始见于《隋书·经籍志》，可是它却包含采集经济、渔猎经济，以至畜牧、农业经济等生活阶段所获得的治病经验在内；而成书则在汉武帝神仙之说没有十分消沉的时候，是一本总结西汉末年以前的药学手册。但由于当时手写关系，极难定型，时有脱误窜改，并适应当时需要，把产地改为当时流行的地名，所以陶弘景怀疑为华佗、张仲景所托，其实不能以一点否定全面。

首先，《神农本草经》所收药品365种，是根据术数家所说周天三百六十五日之数而来的，而药分三品，亦出神仙家言。《尚书帝命期》曰，“神仙之说，得上品者，后天而老；其中品者，后天而游；其下药伏令、菖蒲、巨胜、黄精之类，服之可以延年”。《神农本草经》即稍变其说者，而每品中可延年之药如矿物类的“玉泉”“丹砂”等石药居上品之前列，而“五芝”居上品之中间，也正可反映汉武帝时的仙药，以重视服玉与烧炼的丹砂为多，而“芝草”则为始皇时方士所重，故退居于次；至每品中分玉石、草、木、人、兽、虫、鱼、果、米谷、菜等十类，自陶弘景至唐慎微诸人的《本草》，莫不依此范畴而罕有扩展，直至李时珍《本草纲目》，才增加此种类别。

至药品产地，以黄河流域最多；其次长江流域以北地区，而江南闽越诸处最少；也可看出此一时期医学发展重心尚在黄河流域。其药品治疗功效，又十九符合现代科学。

当然，由于此书虽沿自上古的医家经验，也不免有若干巫术的气息在内，如服之见物（魅），狂走等，但巫术不等于后来的宗教，有它科学的一面。如《神农本草经》载服麻蕡、莨菪等麻醉性毒药，说“能使人见物狂走”等，是因服了具有毒性的、麻醉作用的药物之后，能使瞳孔放大，发生幻视，亦“扁鹊传”所载扁鹊服了长桑君之药后，能使眼中看到鬼神一类的幻视一样。

第四节　临床医学的建立

现代的临床医学，是一门运用各科医学知识的综合医学，故放在最后；但它的历史恰好相反，即先有临床医学而后始有各科的医学。后因职业的分工，医学才有专门的研习，而古来名医如扁鹊之流，他们已遵循现代医学发展的途径。至这一时期最具体的临床家，自应以公元前三世纪的齐国名医淳于意为代表人物。

淳于意，临淄（山东临淄）人，是西汉初年一位有名的民间医生，生于汉高祖（刘邦）二年（公元前205年），早年曾做过当地出纳租廪的小官——太仓长。但他从小就爱好医学，从同郡阳庆学医，并从他那里得到《黄帝扁鹊脉书》和《诊病奇咳（恒）》《禁方》《药论》等书，故医术高明。他和阳庆都属“扁鹊学派”（“齐派”）的医家，扁鹊是他的同乡，但他不愿完全为当地吝啬的统治阶级服务。因他生有五女，薄俸不能赡养七口之家，故时常规避他们到邻国去行医。文帝（刘恒）十四年（公元前166年）齐王刘则二十岁那年，因内分泌失常引起的先天性肥胖病日趋严重。根据淳于意述及刘则之病，推测他患的是内分泌病中的“肥胖性生殖器发育不全营养障碍症”。淳于意从别人处得知则不能入房事，又闻刘则病喘、头痛、目不明（可能是脑垂体肿疡，因脑压高而感头痛，视神经受压迫而致目不明）。但因找不到淳于意去治疗而死了，为此他被齐王家族控告而入冤狱。少女缇萦，随父西行上书救赎。他被解送到文帝那里，几陷肉刑之辟，在“诏问”（庭讯）中，供述有关他的师承和过去替齐王家族治病的经过。每病必记其姓名、官职、居里、发病与治疗、痊愈或死亡等。这原是遵守法官吩咐而做的，经过这样反复的“诏问”之后，才留下了这二十五个“诊籍”——医案。而有的历史学家说是汉文帝慕其医术高明，派人去请教他而写此“诊籍”进献的。其实文帝是一位“不问苍生问鬼神”（李商隐《贾生》一诗）的极自私自利和迷信的统治者，他哪里肯为人民的利益而派人从长安到东海去下问仓公呢？①

从这二十五个医案中看出，他所治的病相当广泛，包括消化器病、内分泌病、泌尿器病、妇产科病、口齿科病、外科创伤、脓疡、神经系统病等，其中有胃出血、胃癌、肠癌、子宫脱出、难产、脊骨离位等。疗法以药物汤液制剂最多，并知使用麻醉剂为助产药；还有用漱口药、阴道坐药、外敷药等。理学疗法中则有针灸，并开始在临床上使用水疗法，开后来华佗、徐嗣伯诸人水疗之先河。在二十五个医案中，死亡者十一人，仅有十四人被治愈。如以《周礼》考计疾医治绩的标准来衡量，那他还是在十失四的下工之下的医生。但如究其病因，则由“得之好内”和“酒”而来的有十一起，此点在18世纪日本名医滕惟寅、19世纪我国名医陆以湉诸人已先后论

---

① 我别有“二千一百年前的医狱”（副题：“史记仓公传的素材研究”）一文，详述这段历史，可供参考。

及，则他在下工之下的考绩，也就不足怪了。同时还可反映当时统治阶级生活的放纵：饮醇酒，近妇人。

在他的供词中对于每一个病案的病因治愈和死亡等的解释，都是引证先秦的医家经典著作，其说多出入于《黄帝素问》诸书。可知这时期的医家，已能运用阴阳五行说理论，指导临床医学。这是理论与实践统一的最早和最具体的史迹。

第五节　军事医学

从有阶级社会，就开始有侵略性的战争，也自然有相应地出现了救护创伤的医疗组织，这就是军事医学的滥觞。

就现存的有记载文献而言，掌握古代军中医疗编制人员，尚属巫觋占势力的时代。它是领导军中医药工作的长官。如《墨子》和《六韬》诸书中都提到巫医和方士掌理军中医药之事，大概汉初巫的职位还是居于医家之上。汉制有官医卫士81人，后汉至晋宋，置有太医校尉，疑即军中医官。隋有尚军医主，唐初天策府及后之折冲府等地方武力机关，则在功曹领导下，设有医务人员若干人。至后唐清泰三年（936年）三月，和凝奏令太医署量药给付本军主掌，及军人家属。又有“诸道合有军医”之奏，“军医”之名，或始于此。其后《神秘名医录》《韩氏医通》并有提到军医。惟《宋会要》之“荆门军医”，则指地方行政单位的医生。至军医人数亦不一致，《虎铃经》载有医人20人，至明景泰元年（1450年）每十万兵中设医官、医士12人，似乎过于缺少了，因为这12人只够做军医中的高级领导人。

海军军医，其制甚晚。秦汉时虽有楼船之制，不过在内陆作战时应用于江河湖泊等地带而已，很少有跨海作战之事，故其制无闻。至第14世纪郑和下西洋时，船中始携有医生。在永乐七年（1409年）那次下西洋时，有官兵27000余人，其中有医官医士180名。此等医官，多从我国沿海各省征调，至今可考的医官，尚有陈以诚、陈常、匡愚等。但因远涉重洋，故当时多有逃避征调之事。

古代军中对于医疗工作，还不如对预防工作的重视。因为他们最怕的是传染病，这要比处理创伤难度大，在公元前六世纪年代中已有关于防止军中发生疟痢一类传染病的记载。如《左传》宣公十二年（公元前597年）冬，楚国大夫申叔展，为了防止还无社的军队在沮洳地带生活中发生疟痢疾，故作隐语问无社曰：“‘有麦麹乎’？曰‘无’；‘有山鞠穷乎’？曰‘无’；‘河鱼之疾奈何’？”“麦麹”即做酒的“曲”，“山鞠穷”即“芎䓖”，河鱼之疾即痢疾。因为军中保密，故作此隐语，促还无社从早办制此类药品，从事预防。

但上面我们还很难了解汉以前军医的具体工作情况。至汉时军医，我们因近来发现了大量木简，才能约略了解当时戍守边疆部队中医疗状况。军中凡对患病者，都有登记簿，载明燧数番号、衔职、姓名、何时生病、病情变化（愈或未愈）、用何种治法等。现在所看到的，大概有内科伤病员登记簿、外科创伤的伤病员登记簿。如有一简题："天凤元年"（公元14年），外题"折伤簿"字样，此盖一束木简中的封面题识。此外还有用皮革制的药囊签识木简，题曰"显明燧药函"，又有"盛药橐"的一枚木简。

此时期对于军中抢救伤病员的具体情况，现在还不能找到它们的文献。但"临时伤兵站"一类的记载，却在公元前第六世纪已有了。《左传》：襄公元年（公元前572年）冬十月初，"居疾于虎牢"。杜预注曰，"诸侯已取虎牢，故使诸军疾病息其中"。又在《墨子》书中也载征收富家房屋为伤病员栖息场所的军令。至于军中如发生疫病而设的"隔离医院"，虽未能在此时期的文献中找到它的记载，但在汉延熹四年（161年）皇甫规进军陇右时，军中发生大疫，死者十之三四。他就用茅草结成的庐庵以栖息此等病兵而资医疗。这些很容易发展为“后方隔离病院”一类的医疗机构。

许多事物的发明，往往先从军事上的需要开始的。由于军队中探索远处敌情，而发明与光学和医学极有关系的望远镜，也在这个时期见于文献。《淮南子·泰族训》曰：欲知远近而不能，教之以金目，则射[1]快。

据高诱说，“金目”就是“深目”。但历来《淮南子》注家都不知“深目”是什么东西，惟清人娇范说，“金目”就是“眼镜”。但也不过推想之词，其实这是汉时军中恒用的“望远镜”。因1926年在居延所发见的汉简中，已有“深目”这一道具的记载。[2]此盖军中用金属制成管形的望远器，其一端可能已用玻璃，因考古学家已发现我国在战国时期的玻璃。那时我国能铸造玻璃，是可能的，因《穆天子传》已有“铸石为器”之说，其后《抱朴子》中又说当时我国人能制“水精椀”的话，而道家也有“煮石为粮”的技术，可知我国很早已能制造玻璃。那末把它配在“金目”的一端而使它能远近视，在光学上也是说得通的，而且这也是后来眼镜

---

① 清王念孙《读书杂志》。引陈观楼说：“快字上不当有射字，盖因高诱注射准而衍。”

② 群见劳榦：“居延汉简考释”（油印本）卷三第八叶器物类——守御器簿下载：“深目四（八六）五〇六。”但劳氏此处未作考释。

的滥觞。但后来的眼镜确是在明代由西方传入的，并因当时有西域贾胡名“满剌”的把它售给中国人。而学者误人名为国名，认为眼镜是满剌加国传入。不知“满剌加”即今之“马六甲”，属马来亚，西南濒海，东南端与新加坡为邻，它是永乐三年（1405年）才遣使访问中国的（详见明严从简《殊域周咨录》卷八）。这在我的“中国五官病史”中有更详细的辨明，此不重赘。

第五章　内外诸科医学的发展时期

（东汉至西晋　公元 25—317 年）

第一节　医学重心的南移

这时期医学的重心，已由过去之川陕、河北、山东移转于东南的荆楚地区。其故与当时政治经济的发展是分不开的。

自汉武帝末年以来，由于土地兼并的加剧，山东地区到处有农民暴动。其后河南、陕西农民亦相继发生暴动，不久赤眉、绿林等农民领袖又起来革命。当时新国的王朝很快地就要倒下来。但却由地主出身的刘秀（光武）打起汉家刘氏宗族的旗帜，和商人流氓相勾结，起来消灭农民起义的军队，夺得江山，称为东汉。暂时做了某几点的改良以缓和人民和它的矛盾。但不久，由于统治阶级内部矛盾——宦官、外戚和知识分子等的斗争，构成党锢之祸，加深了广大农民的痛苦。于是又有黄巾的大暴动，继而军阀混战，那时战争重点，都在黄河流域的关陇两河南北及山东地区，弄得那些地方残破不堪，千里荒无人烟——直到魏蜀吴三国鼎立年代中，全中国才只有七百六十七万二千八百八十一人，比今天的上海市区人口，仅多六十多万。[①]其时独荆楚之地，自刘表初平元年（190年）摄政以来，差少干戈之扰，颇称安谧，为当时避难者之乐土，故各地难民大量地涌入荆州。表又以当时为“八顾”之一，好名而喜晋接文士，建太学，聚图书，故士流如王粲等都避地荆州，来依刘表。而医家如张仲景、王叔和、卫汎等师徒，也先后避地荆州，可说此是医学史上罕见的情况。

当时战乱对这一时期医学的影响，是很重大的。因第一，使我国医学重心，由黄河流域转移到长江流域；第二，由于战乱关系，人民对外科和传染病更加重视起来。而在这时适有有代表性的两位名医——华佗、张仲景出现，都不是偶然的。它并给此后我国传染病学以巨大的影响。

① 这是本书初次撰稿时所据上海市人口调查报告的数字做出的比例。

第二节　华佗

华佗一名旉，字元化，沛国谯（安徽亳县）人。活动于第二世纪中，本通数经的儒士，后始以医为业。屡却当地大官之聘，踪迹常在广陵（时属徐州，今扬州市）彭、泗间。约在公元208年之前，因不愿意为曹操服务被杀。弟子中有吴普、樊阿、李当之等，也多是上面这些地区的人。

华佗的医学盖亦出于“齐派”，他是以外科擅名当时的人民医生。但在封建社会，经济力低下，不可能专于一科，如在华佗之前以内科擅名的扁鹊、淳于意等，在传说上他们二人都有开胸切脑的高级外科手术。所以反转来华佗在外科之外，也是一位多方善治的名医。他在药物上能心识分铢，在针灸上又能作奇异的灸法，而识脉辨证尤为卓越。有一天府吏儿（倪）寻、李延二人都患头痛发热，病状相同。他说寻当用下药，延当发汗。有人问他异治之故，他说：“寻内实，延外实。”①所以治法不同。药后明晨两人的病都给治好了。在针法上他曾

---

① 据《太平御览》引。按今宋刊《三国志》犹作“寻外实，延内实”，盖传写之讹。此点宋庞安时在《伤寒总病论》中已提到它而加以纠正，知北宋时已有讹本。

以针鬲穴治愈曹操的头风。而灸某躄病时，原是灸病人夹背俞穴处“相去一寸或五寸，纵邪（斜）不相当”的，但愈后灸痕却“夹背相去一寸”，而且“上下端直均调如引绳也”。这类灸瘢移位的灸法，后来不仅没有人知道，也没有人提到过。近人称为“夹脊灸”，但不闻灸瘢也能相去各一寸，端直如引绳。

但是最卓越和在历史上闪烁光辉的，是他在外科学上的成就，在这方面，超过以前的外科学家。在历史的传说上，扁鹊和淳于意诸人，虽也精于外科，如扁鹊那样的名医也是以外科擅名的，但都没有提到具体的方法。而华佗却已能掌握外科麻醉药的规律，这与构成近代外科进步的条件，是相同的，因它也以麻醉剂的发明为主要条件之一。根据文献记载，他曾使用全身麻醉法而行腹腔手术两次、骨科手术一次、放血术一次。

华佗之能行使此种切开腹腔的大手术，那时的历史条件是已经具备了的。因当时我国的本草学上已累积了许多不同毒性的麻醉药的经验如乌头、莨菪、麻蕡等毒性药物，早在华佗之前已见记载了。就中以“麻蕡”而言，和“麻沸”同音，古同居麻，未二部。则应为“大麻”，故有麻醉作用。

当然，华佗并不是当时惟一能使用麻醉药的外科医生，如《抱朴子》也说仲景能“穿胸以纳赤饼”，及历史上为关羽刮去矢毒的医生，实际必然也是羽先行服用此类麻沸散，同时又在局部敷用麻药，所以在他执行手术时，羽才能对客割炙饮啖自如。而后人附会为华佗，也可说明当时外科手术的发展，和当时军事上是有关系的。

此外，相传他还能为五禽之戏（一种柔软体操）。这种锻炼方法在《庄子》上已有记载，实即当时方士所用一种最通行的导引法，故甘始也教人行气之法，于是“众人无不乌视狼顾，呼吸吐纳”，成为当时上层社会的风气。故华佗亦精此术，而时人说他“年且百岁而有壮容”。因此，曹丕及弟植和仲长统之流，把华佗也看作和封君达、甘始、左慈一类的人物而列于魏王（曹操）“十六方士”之内。其实华佗的导引法是有科学道理的，可以经受现代科学的检验，与虚幻的方士不能相提并论。

华佗医学原是多方面的，他虽有许多弟子，也仅能各传其枝节。如李当之、吴普二人，传其药学；樊阿传其养生；而外科方面，竟无传人。至其经验，原打算通过狱吏之手传给后人的，但因封建主的残酷，致有严惮之心，不敢接受；遂把书亲自焚弃了。我们现在仅能看到晋唐间方书中引证他的畸零方脉。至于北宋出现的《中藏经》，前人谓出邓处中之手。但其中也有很好的经验医方，故为历来医家所重视。

华佗传诸弟子之学多有亡失，惟广陵吴普传佗的本草之学尚有相当的影响，按梁《七录》有：吴普《本草》六卷，亡。《蜀本草》作一卷。惟宋掌禹锡作《本草》序时尚据前朝文献记载有“普修神农本草成四百四十一种”，并据《旧唐志》尚存六卷之说。而李时珍有“吴氏《本草》其书分记神农、黄帝、岐伯、桐君、雷公、扁鹊、华佗所说，性味甚详，今亦失传”之说。但不知因吴《本草》之书中已有人把《集注神农本草经》及《名医别录》的内容加进去，于是学者对《神农本草经》发生怀疑。陶弘景的《本草经集注》自序中已首先提出：“是其《本经》所出郡县，乃后汉时制，疑汉仲景、元化等所记。”不仅行家陶弘景疑《神农本草经》的本草产地有汉时地名，即儒家如北齐颜之推在《家训·书证篇》中也提出同一看法：“或问《山海经》夏禹及益所记，而有长沙、零陵、桂阳、诸暨，如此郡县不少，何也？”而之推答释：此为史文所缺，加以秦人灭学、董卓焚书、典籍错乱所致。之推即接下去说：这不仅典籍错乱如此，譬犹《本草（经）》，神农所述，而有豫章、朱崖、赵国、常山、真定、临淄、冯翊等郡县名，出诸药物。这些地望，都是汉代所设，为何《神农本草经》中有这些地名呢？颜之推作了如上的答复，依然是错误的，因为他所看到的《神农本草经》，是经过汉及汉以后人修补的结果。这也可以从后来本草药性的寒温、气味的甘辛不尽相同等反映出来。

第三节　张仲景

一、仲景医学和它的历史背景

在公元第三世纪中，总结以前经方之学，并为内科传染病方面打下此后发展的基础者，可用张仲景《伤寒杂病论》一书为代表。

仲景名机，南阳蔡阳（湖北枣阳）人，生活于第二世纪至第三世纪之初，即约生于延熹间（158—166年）。自建安十三年（208年）刘表殂亡和赤壁之战后，“荆州荒残，人物殚尽”（庞统劝刘备取蜀语）。仲景和他的书，受此战火，或也遭人琴俱亡之祸。

他生长的荆襄地区，每年都有急性传染病流行，死亡率极高。《汉书》：“南方暑湿，近夏瘅热。”太史公也有“江南卑湿，丈夫早夭”的话，正指出荆楚诸地传染病流行情况的狞猛，庶民中的青壮年因劳动接触病毒，抵抗力少，易致死亡等的历史背景。此和《伤寒论例》引“阴阳大论”中说的“辛苦之人，春夏多温热病”；又曰，“小人（庶民、老百姓）触冒，必婴暴疹”；及曹植说，感罹疫气的多是“被褐茹藿之子，荆室蓬户之人耳”的话相符。其地巫风极盛，病人多信巫祝。故仲景早岁即习医药，自云宗族多至二百余家，而建安纪元（196年）以来不到十年，就死了三分之二的人口，伤寒十居其七。

那时中国遍地战乱，独刘表于初平元年（190年）割据荆楚以来，差少干戈之扰，各地难民都流到这里来，单据《三国志·魏志·卫凯传》载凯给荀彧的信中所说，关中人民因灾荒战乱流入荆州的，就有十多万家。各处不少有名学者，都在战火中避地荆州。其中和仲景有关系的人物如河东（山西安邑）的卫汎（后为仲景弟子）、山东的王叔和等。而卫汎可能是十万家流民中之一，且或和卫觊有宗党关系。刘表既广延儒士，讲学黉舍，又搜集许多图书置于学宫（学校）。綦毋闿、宋忠（衷）等为撰“五经章句，称为‘后定’”，颇与北学郑玄之说不同，故在经学上造成“荆州学派”，与当时北方郑玄的齐鲁学派相对峙。而蜀人李仁、尹默俱游荆州，从司马徽、宋衷等受学，仁子譔[1]，传父学，皆依准贾马，异于郑玄；譔并好医方。此种学术风气，与仲景在医学上造成荆州学派，是有很大关系的。因仲景处在环境较为安定地区，又有刘表所置的大量图书可资涉猎。那末，他感念存殁，对经方学尤其当时所称“传染病”为“伤寒”的研究，都有很好的条件。所以他得“勤求古训，博采众方”，结合自己临床经验，又在当时荆州学人好张异说的学术激流中，撰成《伤寒杂病论》十六卷。既保存二世纪以前大量医方，对热病学又有更大的发展，如伤寒方面基本上和华佗不同，而是采取《素问·热论篇》的，但有引伸和发展，故与齐派医学之仅从表至里者不同，此与当时荆州学人爱好立异的风气自有很大关系。故仲景在医学上是一位荆州学派的开山祖师。尤其我们不能不意识到现行的《黄帝内经素问》一书，可能是仲景从刘表新置的图书馆中发见的，因在这以前的伤寒学说与《内经》不同。如上文中华佗所说的伤寒，就大不一样，具如下文所述。

---

① 譔的医名，已见唐甘伯宗《名医传》。其后不著撰人的《历代名医图》作蜀人：“蜀有李譔，伪蜀主孟昶。”明熊宗立作《医学源流》据之，但又入西晋前的吴人，与吕广、负局先生、董奉、唐慎微、韩保升诸人同卷。其瞀乱不可究诘如此。

二、伤寒论

仲景的《伤寒杂病沦》原包含伤寒和杂病两个部分，而伤寒居主要的部分。其书自荆州乱后，遂有亡失，历经后人多次编纂，且把杂病部分析出而改名《金匮要略》。

伤寒是急性热性型传染病的总称，故范畴很广。在西汉以前多称热病，如淳于意引用的“脉法”中也称热病，又有称为温病、天行、时气等，而含义并同。惟伤寒一名在西汉后已经流行，据西晋名医陈延之说，它是“雅士之称”，那显然是知识阶级中人的雅辞。

自第二世纪的伤寒病学，已有二个不同的系统。其一属于华佗继承扁鹊的伤寒传变说，它对伤寒病变已粗略地按由外表而传内府之路。略曰：“夫伤寒始得，一日在皮……若不能者，二日在肤……若不能者，三日在肌……至四日在胸……五日在腹六日入胃”（《千金方》卷九引，参《外台秘要》）。此和扁鹊视齐桓侯之病，由外入内的传变之路相同。大概那时对于伤寒还照一般传染病的传变法如《素问·阴阳应象大论》所说的“善治者，治皮毛，其次治肌肤……”的话，都较原始。

仲景《伤寒论》的分类，并不采用当时流行的齐派医家如华佗所说的原始的伤寒传变法，而是采用较进步的《素问》六经分类法，但又不同于《内经》，因《内经》热论以一日传一经——一日巨（太）阳受之，二日阳明受之[①]，三日少阳受之，四日太阴受之，五日少阴受之，六日厥阴受之。——至六日六经已传遍，到第七日即有好坏两种不同的转归。故伤寒病的愈和死，一般都可在十四天中决定，这是仲景以前对伤寒的看法。而仲景《伤寒论》虽亦以六经为纲目，但较《素问》有了新的发展。他不依照《素问》按日程传经，而是按病人的脉状、证候——表里寒热虚实来划分六个病界。故不完全把三阳属于六府，三阴归之五藏。如太阳，阳明病有时也有少阴太阴之证，反之少阴太阴病也有太阳阳明的证候。但仍以主要的证候作为病属某经的标准。

因为如以病传的标准来说，三阴三阳既然是内连脏腑，外属经络，病毒有强弱，腑脏有坚脆，故有二经同感的，有一经之病毒稽留未尽而又跨染次经的，于是《内经》按日传经之说，遂不能不被打破了。此虽仲景受当时荆州学派好张异说的影响，然按之平日临床经验，正亦不能不做此种主要次要的对待，和用具体事物，具体分析的辩证法则，来掌握伤寒病变的

① 按依戴原礼伤寒六经传次的话，二日当是少阳受之，但仲景《伤寒论》也是如此。

规律。由于他的学说之灵活性，故能支配了二千年来医家对热性病的病理变化的认识史。

在治疗方面，既不同于扁鹊、华佗那样拘牵时日用法，也不同于《素问》汗下吐那样简单，而是在397个脉证中，配置了113首方。基本上又以和解救逆之方居多，其他针灸诸法，只是批判地使用。故后人于仲景伤寒治法备致推崇，如孙思邈称扬它："持有神功，寻思旨趣，莫测其致。"但其书因荆州乱后不传，所以魏晋的名医如曹歙、张苗等，仍多遵华佗疗法，好用汗吐等劫剂。唐宋以后，其书复出，而历经孙思邈、林亿、成无己诸人校、注宣扬，于是仲景之书，遂为医家的"显学"。

三、金匮要略

现有的《金匮要略》一书，原属仲景书中的杂病部分。何人析出而为此书，已难稽证，但唐初贾公彦注《周礼》时已引证此书，则在第八世纪时已行于世了。其后历经编校，今之传本凡二十五篇，合262方，分为三卷，盖又非唐时之旧了。

此书有一部分和《伤寒论》一样也是辨伤寒的。而基本上都是采汉以前的古方而成，所以仲景说的"勤求古训，博采众方"这八个字也适用于此书。按照这二十五篇文字的内容，可谓已略备了《汉书·艺文志·方技略》中的经方家全貌，只不过缩小了分量而已。颇疑《汉志》所载“经方”，当时或已多被刘表征集至荆州。表征求遗书之法是“写还新者，留其故本，于是古典坟集，充满州闾”，故仲景得备窥要略。内惟小儿方不见于《伤寒论》《金匮要略》二书，或在阙佚之例。然当时有由河东避难荆州而为仲景弟子的卫汎，独擅妇孺之病，撰有《妇人胎脏经》《小儿颅囟方》三卷，宋人刘昉的《幼幼新书》，也引有仲景防治痘疮方，虽是伪托，然非仲景精于小儿病当不出此。而陶弘景、文彦博诸人并言仲景一书，“最为众方之祖”，可以窥见它既是总结第二世纪以前的方书，又为发展第二世纪以后经方学的功臣，宋人誉他为“医圣”，盖非偶然。

第四节　医经和经方的纂集

一、脉经和仲景书的纂集

在四诊的历史上，切脉的历史是比较晚出的。春秋以前还没有看到有切脉之事，太史公在《史记·扁鹊传》中虽有“特以诊脉为名耳”，及“至今天下言脉者，由扁鹊也”之语。顾传中不言诊脉之事，惟仓公传中有“传黄帝扁鹊之脉书”的话，则其学始于先秦时代，至汉初而盛行于世，故两汉名医淳于意、郭玉、张仲景诸人并重脉诊。然脉之难言，古今同慨，而医以此术取信病家，病家亦以脉评医术之高低，如东汉和帝刘肇以嬖臣之手试秦派医家蜀人郭玉（通直）之术，即其显例。而王叔和却是历史上纂集脉书最有名的人物。

叔和名熙，高平（山东巨野）人，生活于第二世纪至第三世纪。其先盖亦以汉末之乱从山东避地荆州，时其宗人王粲亦至荆州。粲与刘表既有同乡、师门、亲戚关系，仲景又曾为粲诊病，则叔和可能亦亲炙于仲景者。后荆州为孙吴所夺，吴或以叔和医术精湛被征为太医令，晋初当已年登大耄，人或仍以旧职称之。卒葬岘山，其墓至清犹存。

叔和的事迹至晦，然其乡后辈东晋哲学家张湛[①]说他是一位“性沉静，博好经方，洞识摄养之道，深晓疗病之源”的名医。他对我国经方学有巨大贡献的是：编次《张仲景方》

---

① 按《太平御览》引作高湛，今据《医说》改。详湛字处度，高平人，为王弼外甥之孙。《养性延命录》言其习广道家之术，而《世说新语》及《晋书》袁崧、范宁诸人传中并载湛之佚事。在他自序《列子》注中说其先祖当永嘉（307—？年）之乱，过江避地江南者。湛与叔和为同县人，又兼为养生家言，撰有《养生要集》一书，故能详其乡之先贤名德如此。

三十六卷，并把仲景之学传至江东，这和成奇传《太玄经》等书于江东一样重要。自纂的有《脉经》十卷，而《论病》六卷、《张仲景评病要方》一卷，并已亡佚。他所辑的《张仲景方》，后因西晋八王之乱，及永嘉之乱等兵燹关系，迭有散亡。到了隋前，才又有人辑为《辨伤寒论》十卷，盖即今流传的本子。而在孙思邈前又为江南诸医师秘为己有，故其书常在若存若亡之间。

《脉经》是一部总结和继承第二世纪前以诊脉为重点的诊断书，但也有后人剿入的文字，其中仲景书占半数以上，其余多为《内经》《四时经》，和托名华佗、扁鹊之说的书。他在《脉经》自序中说“昔人撰集，或混杂相涉，烦而难了，今事抄要，分别五脏，各为一部”，也与张湛说他“考覆遗文，摭拾群编”之语相符。至《四时经》盖即《隋志》所载《三部四时五脏辨诊色决事脉》一书的缩写。文作四言体，所述多为时日方位干支与脏腑形色之诊，颇与《伤寒论》前所附的评脉篇相似。

由于《脉经》既是纂集前人之书而成，很难看出它的独立思想。其中许多脉名如“高”“章”等也早已僵死。其影响最大的部分，也是后人依托的部分——“脉法赞”“二十四种脉”“寸关尺三部分配脏腑”等部分，都不是叔和当时的原书。

叔和《脉经》，五代时高阳生把它用诗歌体括为《脉诀》，以便蒙诵，故颇为风行，实有功于叔和，即宋金元诸名家亦多引证其书，而世以伪诀轻之，元戴起宗且作“刊误”以揭其伪，可说是多余的事。还有一部后人所托的散文体的王叔和《脉诀》，它和华佗《脉诀》、皇甫谧《脉诀》并引见于杨玄操的《黄帝八十一难经注》中。

二、明堂书的纂集——《黄帝甲乙经》

东汉以后明堂针灸方面有了进一步发展，从一般性的医经中独立出来。撰者不止一家，于《内经》外，还有《黄帝虾蟆经》、涪翁《针经》及《明堂孔穴》一类书，而内容多同，编次不一，颇难省览，尤其在临床上仓卒中难于检阅。故删繁去复，以便应用，这任务于魏晋时才由皇甫谧（215—282年）担当起来。

谧字士安，号玄晏，安定朝那（甘肃平凉朝那城，一作灵台）人。旋徙居新安（河南新安）。在二十岁时还是一个浮浪汉，经其叔母告诫，才发奋勤苦读书，化为“书淫”，是当时学问最通博者之一，故甚有名誉。那时服寒食散之风甚炽，魏甘露中（256—260年），因服寒食散失度而中毒，神经错乱，至欲自杀。并患风疾（脑出血？），右足偏小，始去学医。鉴于医经中文多重复，因依易系辞“方以类聚，物以群分”的原则，把当时风行的《黄帝针经》《素问》及《明堂孔穴针灸治要》三部分，“使事类相从，删其浮辞，除其重复，论其精要，至为十二卷”（《甲乙经》自序语）。不过现在流行的《甲乙经》已非原书之旧，内有唐杨上善诸人的话。[1]且因依十干甲乙为卷次，也仅能有十卷而已，《隋志》载此书正是十卷。其中大部分的篇目与《针经》（即今本《灵枢》）相同，多以病名或各科之病定为篇目，它在临床应用上是有极大便利的。

但其主要内容，重在明堂针灸之事，故于脏腑气血经脉流注，经穴刺入的分寸，及下针留呼多少等，言之甚详。因此，他在医经学上树立了新的学风，即删繁去复，以类相从，作了综合性的编集，故文简意赅，以实用为依归。考订旧文，打破汉儒徒守一经的旧习，此种循名责实工作，可能受当时“名学”的影响。同时并给后人开辟了研究医经之门，故不久便有人托名扁鹊，抄撮《素问》《灵枢》诸书而撰《黄帝八十一难经》。唐初，杨上善又略仿《甲乙经》之例作《黄帝内经太素注》；元罗天益之《内经类编》，滑寿的《素问钞》；明孙应

---

① 按据杨守敬说，正统本的《甲乙经》无唐人的话，而此时未见此本。

奎之《内经类钞》，王九达之《内经合类》，林澜之《灵素合钞》。至于清汪昂之《素问灵枢类纂约注》，则又师明以前诸家之书，其渊源并不出于《甲乙经》。

三、仙药和寒食散

寒食散，一名五石散①，唐亦称为乳石散，也是古代神仙服食范畴中的一种。其历史可远溯战国时代，至秦始皇又遣卢生、徐福等至海外求仙药，所采多属草本植物和帽菌族芝草一类东西。及汉武帝所信的李少君、栾大诸人的仙药，已重烧炼金石一类的矿物，亦称石药，可能受五石散影响。但服食寒食散者，在名义上多称治病强身，而实际是济其嗜欲。不过有一点是肯定的，就是他们从没有借此为成仙的企图。惟唐宋的帝王和士大夫多好服之，唐时且有七八个帝王受伤丧生，则一部分固有求仙企图，此清赵翼《二十二史札记》中已提到了。不过唐宋后的金丹，是从寒食散蜕变的，其中含仙药与春药两种内

---

① 即用钟乳石、紫石英、白石英、硫黄、赤石脂五种石药。但根据《异苑》载魏武帝和王粲看一古冢，其上不生草木，粲说它："此人在世，服生礜石"之故。宋姚宽《西溪丛语》卷下，同意《异苑》后一说：王粲与刘表事较合。而王珣《静息帖》中亦有提到五石散中有礜石，因有散发作痈之说。知当时服用五石散，不止此五种药也。唐时则多重视钟乳石。礜石，唐代道家称为砒石。自后医家即很少知道它原是礜石了。

容。至明之红铅、秋石，清之鸦片、民国以来的荷尔蒙制剂，则纯然属于寒食散系统的东西，而并不含有什么“仙意”在内。

借用强壮精力名义而服用石药之事，至晚在西汉时代已经流行。淳于意早年已从阳庆那边接受“石药”一类的专书。他的诊籍中也提到治服用五石散而发疽之病，并引证了扁鹊治石药的经验。而《内经》更屡次提到服用石药致病（发背）之事。认为这是“膏粱之辈”易患之病，它说，“石药发癫，芳草发狂”，仲景书也有五石散方。因服用此等有毒的石药，一时或有兴奋作用。但积毒多了，破坏血行，损害神经，故有发背和发狂之事。唐宋以来的外科发背书中，十九都以石药为主要病因。

四、寒食散在医学上的影响

“吃药”——服用寒食散的风气，确是魏何晏（？—249年）所提倡。[①]在封建社会上层剥削阶级中人，生活多是荒淫

① 皇甫谧云：“近世尚书何晏，耽声好色，始服此药，心加开朗，体力转强，京师翕然，传以相授……晏死之后，服者弥繁，于时不辍，余亦豫焉。”秦承祖在《寒食散论》中也有类似的话。六朝时此风不绝，是与它们生活放纵有关的。当时如李概之徒，在《达生丈人集》序中，竟说人为性欲而生活。其纵情放慝如此。

无耻的，此种生活魏晋时代表现得最为突出：广大人民吃不上糠菜，穿不上裤子，但豪门中却有人用人乳去喂猪，用绫锦为障去遮满五十里的道路，以博奢纵之名。何晏之服用寒食散，说吃药后不但可以治病，而且还觉神明开朗。经他这一提倡后，初时贵族阶级中人都相继服用，当然也有如阮籍故耽于酒以避权贵，如贺循其人，因拒桓温之聘，故“服寒食散，露发袒胸，示不可用”之事。到了南北朝时，连平民阶级中的男女僧道并多服用，至有穷人生了病也诳称说是散发。

由于吃药的风气极为普遍，而吃了此药之后，必须按照一定的节度——如一切食物皆须冷吃，惟酒可温饮，并冷浴，吃后散步，宜穿薄垢旧衣，如不散发，则须用药发之，但仍往往有不少古怪毛病出现，以至死亡。如晋哀帝司马丕、后魏开国皇帝道武帝拓跋珪，及贵族中如晋初裴秀等并死于寒食散。而最多是神经失常和发背。如皇甫谧亦因服散失度而欲叩刀自杀。据说还有遗传，这就急煞了当时许多医生。因此，造成医学史上一个突出的史踪。今单在《隋志》中就有二十家的解散方，巢元方等《诸病源候论》中亦占一卷，可为佐证。

这时对寒食散的研究较有成效的名医家，当推曹歙、皇甫谧、靳邵及黎阳功曹范曲诸人。沙门中的释道弘（道弘道人）、释慧义等并有关于寒食散的著作，而且对药理学产生了影响。

皇甫谧和曹歙各作《论寒食散方》，他们对解散的方法是相反的。谧用将冷法，歙用将温法，而释道弘则发明对治法，作《寒食散对治方》一卷。这三家解散法为当时陈延之《小品方》所录，并加批判，而独取谧之将冷法，故多用寒药和下剂之“三黄汤”，又用冷浴冷罨石熨法等；并有许多禁温的条例如禁热食（惟酒则例外），久坐、厚衣等。其后晋宋名医又有范曲“解散方”、庞氏、徐嗣伯“疗散方”，并祖述皇甫。庞氏述处理散发作痉强悸等神经中毒之病更详。而道弘之对治，是那些药对五石散中那一药互相发动和随证服药的方法。如云“钟乳对术又对括蒌，令人头痛目疼……便速服葱白汤”。陈延之批评它不能临急应用，并说《神农本草经》上也没有此种对治法。不过，后来徐之才的《药对》一书，实际是师范道弘的对治法的。至曹歙的“解散法”多批判服散将冷太过之误，故其说和皇甫对立，但亦非完全放弃将冷法。宗曹歙之说的有鲁国孔恂“解散方”、夏侯氏“药方”等。至孔恂疑与晋孔愉为兄弟行，《七录》有《孔中郎杂药方》二十九卷，则恂亦东晋之人。

服散之风，自魏晋以迄唐代历五六百年，尚未中断。唐初孙思邈虽深斥其祸，但在他的《千金方》中叙录散方仍屡盈卷轴。并说了“人不服石，庶事不佳……”等夸赞的话，至则天时其徒孟诜推挹乳石之功备至。同时有中书侍郎薛曜（则天时人，精于书法，瘦金体就是他首创的）诸人更扬其波，曜首倡年轻人服乳石功效胜于老年人说，此与过去五十以上始可服乳石的陈规相反。王焘《外台秘要》又以两卷的篇幅辑录乳石方论，并于序中备称乳石之功，而曜书却占有很大的篇幅。

由于寒食散中有硫黄等热药，唐宋以来士大夫多好服用，如自唐韩愈至明之董其昌辈多好用之（明之红铅中杂有硫黄，后且有鸦片）。金元医学学派之争，与它也有关系的，此事在金元医学中，还要提到它。

第六章　门阀与山林医家分掌医权的医学成熟时期

（东晋至南北朝　公元317—581年）

第一节　门阀与山林的医家

一、它们的时代背景

公元第三世纪末叶至第六世纪这三百年中，是中国医学历史中最突出的一页。本来医学是广大群众的智慧和经验所创造，而被专业医家总结起来加以发挥利用的一门应用科学，其后逐步集中到少数医家手中，有的虽加以垄断、世袭，但仍多为群众服务。而一到南北朝时代，其权力便被两大集团——“门阀的医家”“山林的医家”所占有。这我们只要看过《隋书经籍志》和附注中阮孝绪的《七录》，其医家类三百八十二部书中，除西晋以前的方书外，绝大多数的著作者，都属于这两个集团中的人物，很少有“草泽医”在内。这是有它的历史背景的。

第一，司马炎以禅让的权诈方式从曹魏手中夺取天下后，就提倡以孝治天下，他的用人都要有此种孝的条件，——虽然不久司马氏家中屡有骨肉相戕之事。因此人们的父母有病，子不知医，也算是不孝。同时由于吃药之故，大家都要有点医药知识，所以许多官僚都懂得一点医药，并有不少的官僚，精通医学，这在南北朝时更为显著。

第二，这时期门阀观念极重，故出现大量的名人家传谱牒一类的书。虽说门第观念在东汉时代已经形成，但没有南北朝那样重视到迷信程度，把剥削阶级的贵族称为“高门”“势族”，被剥削阶级的庶民称为“寒门”“素族”。南朝王谢世家可不论，即北朝以鲜卑族统治华北的拓跋氏魏国，对种姓观念更深，现尚有《魏书》“官氏志”可证。这种门第观念，在医学教育上也起过作用，即世授的医学在这时期最称鼎盛。虽然，世传医学，亦如古代百家学术，都是“家业世世相传”，称为“畴人”，其初或与奴隶制有关。在西洋于公元前第四世纪的希腊医学，也重世传，但像在这三百年中门阀世医之盛，却是罕有的。他们往往“医优而仕”“亦仕亦医”，这也是古今中外所罕见的。

第三，在这三百年中，因南北的分裂，不断的战争，社会经济受到严重的破坏，许多人不免悲观失望，退而独善其身，或因仕宦不达，退隐山林，而上层统治阶级，又竭力宣传迷信，故佛教、道教亦盛行于这一时期。其故有不少官僚和士大夫阶级，多承魏晋老庄哲学，并通禅学，根究内典，佛教徒亦往往精通老庄，因此彼此帮间，挥尘谈玄，以为名高。但不论身在朝市的名流和那些结庵山林的道士释子，及远离城市的山泽癯儒，他们都不能不生病，而那时的社会经济，只在大城市中才有医药，所以他们对医药之事就不能不留意了。即如陶潜（渊明）那样的人也撰有《陶潜方》一书应世，则余人可知。

因此，这一时期的医学，并不因激烈的战争破坏了社会经济而停滞下来，相反地在历史上却是一个最发展的时期，因为这两个集团的人物都属于剥削阶级，不愁什么生活问题。由于他们的提倡并结合当时流行循名责实的"名学"，看轻阴阳五行生克的理论，而专重医学上名理的是非、病状的变化而做诚实的叙述，造成封建社会医学上最灿烂的时期。——当然，他们多为自己那一阶级中人服务，对广大人民说来并不幸运；人民的痛苦，还得由无名的"草泽医"来解决。

二、门阀的医家

这时期医药的权力，归于门第中人的史迹，远在第五世纪陶弘景自序《本草经集注》时已提到它。他除提到许多治病有效的经验药物出自劳动人民如“庖人”“野老”之外，即提到有关门阀医学的事迹：“其贵胜阮德如（炳）、张茂先（华）、裴逸民（頠）、皇甫士安，及江左葛稚川、蔡谟、殷渊源（浩）诸名人等，亦并研精药术；宋有羊欣、王微（末？）、胡洽、秦承祖；齐有尚书褚澄、徐文伯、嗣伯群从兄弟，治病亦十愈其九。凡此诸人，各有所撰用方。”内有几位是西晋和西域人外，多为当朝的王公侯伯将军或他们的子弟。此外如范汪、殷仲堪、王珉等精通医学的门阀中人并未提及，而北朝的门阀名医竟无一人。这时弘景身处南朝，以北朝皆为戎狄之主，遂不屑齿及，其他荒朝伪历的世医，更无论了。但当时北方世医之盛不亚南朝，是不能忽略的。

（一）南朝门阀中的医家

南朝门阀的名医，在东晋自推范汪、殷仲堪、王珉诸人。范汪（308—372年），字玄平，顺阳（河南内乡）人，祖晷为大将军，父雅为大将军掾。他自己历吏部尚书、徐兖二州刺史，简文帝时（372年）为东阳（浙江金华）太守，其年卒于家。

善谈名理，擅医术，常以拯恤为事，凡有疾病，不限贵贱，皆为治之，撰医方五百卷，为当时个人撰集医方最富之人。尹穆选其方为170卷，号《范东阳方》[①]，后称《范汪方》。其次有殷仲堪（？—399年），陈郡（河南淮阳）人，能清言，官荆州太守。以父病习医，后人撰其方为《殷荆州方》一卷。至同郡殷浩字渊源，为扬州刺史，是清谈领袖，精内典，善经方。但他不肯为下级人员看病，某次有一下级职员之母有病，请他医疗，至叩头流血以求，他为她治好了之后，就把经方烧掉。这表示恐怕人以医家视之，说明那时士大夫的学医，尽有为己而不肯为人的，并反映那时医家地位并不怎样高。王珉（351—388年），字季琰（或误作璞），祖导为丞相，父洽为中领军，他自己也是侍中中书令，与兄珣并有书名。善清言，耽心内典，擅治伤寒，著有《伤寒身验方》一卷、《本草经》三卷、《药方》一卷。他和羊欣、王微，并为晋宋时的大官僚。秦承祖则为宋太医令，撰有《偃侧杂针灸经》《偃侧人经》《本草》《药方》等五种。并于文帝元嘉二十年（443年）奏置医学，教育人才，实为中国有医校的嚆矢。

---

① 按《世说新语》注引《范汪别传》，汪为颍阳（河南登封）人。而清改师立《医林大观目录》上册，有《范汪颍阳方》。“颖”“颍”并“顺”字之误。此以其郡望为书名。

（二）门阀中的世医

1. 南朝东海徐氏

南北朝时门阀中的世医，以“东海徐氏”最为贵盛，影响中国医学的发展很大。徐氏医学，自徐熙始，熙字仲融，本东莞（山东莒县）人，为濮阳太守，徙居丹阳，嗣又隐居于钱塘之秦望山。好黄老之学，精医术，盖亦齐派医家，因晋乱过江者。子秋夫，传其学。秋夫生道度、叔响，并精医术；道度为兰陵太守，叔响官至太山太守及大将军参军，撰医方极富，盖徐氏医学至叔响已臻广博之境。道度生文伯，自宋归齐，仕至东莞、太山、兰陵三郡太守，精于本草妇科诸学，撰述尤富于叔响。文伯有子名雄，为齐之员外散骑常侍，善清言，医术为江左所称，早卒。有子七人，惟之才最有名，以医显于北朝。叔响生子嗣伯，位正员外郎诸府佐，治病不限贵贱，多获奇效，撰述亦富。

2. 北朝东海徐氏

东海徐氏医学之在北朝者，则自徐謇始，他是文伯昆从。因事渡江至青州，被后魏悍将慕容白曜所俘，以医术被魏的统治阶级所宠遇，与其国名医王显、李修诸人齐名，位至金乡伯。按謇之入魏，实为南朝医学传入北朝之始；未几，雄子之才又被俘，则为南朝医学第二次传入北朝。之才字士茂，行六，故有徐六之称，少承家业，有机辩，于謇为侄孙行，仕齐豫章王萧综。后综叛齐降魏，之才退至吕梁桥被俘，卒于武平三年六月四日，年六十八岁（504—572年）。魏主重医术，宠之才以名位，后与陈山提向高洋劝进受禅之功，封西阳王。之才医名冠绝北地，惟马嗣明、崔景风二人才技略与相等。撰有《药对》及《小儿方》等书，然孙思邈因之才系一大官僚，对他的《小儿方》颇不满意。子二，不克承其家业，故以弟之范袭爵西阳王。之范亦精医，仕至恒山太守，然曾以毒药鸩兰陵王。子敏齐，亦工医，仕于隋。侄珍惠以治“黄（疸）病”知名。时又有徐辩卿者，盖亦之才叔侄行，撰《药方》二十一卷。

3. 北朝馆陶李氏　赵郡李氏附

北朝门阀世医位置次于东海徐氏者，有馆陶李氏。李氏自亮始，亮平阳馆陶（山东馆陶）人，少习医。在魏少武时，投奔南朝刘义隆（宋文帝），在彭城向沙门僧坦学习经方。患者不远千里而来，就家开辟厅事（厅堂），收容病人，死则就而棺殡，实为我国最早的私人病院之始。官至参军督护。子二：元孙、修。元孙习家业而术不及其父，以功拜奉朝请。修字思亮，以医显迹于魏，而性秘忌。五世纪末以医功至前军将军，领太医令。在官撰有《医方》百卷，后删为五十七卷。子天授，袭爵为绠阳令，亦知医。

其时李氏以医显于北朝者，尚有赵郡李元忠、李密昆从二人。元忠赵郡柏人（河北尧山）人，自曾祖以下多为刺史，元忠以袭爵为光州刺史，后除骠骑大将军仪同三司。以母老多病，始专心医药，研习多年，遂善方技。患者求治，不问贵贱，并为救疗。族弟密（？—550年），字希邕，平棘（河北赵县）人。仕高齐历并、建、襄三州刺史，亦以母病习经方，洞晓针药，母病获痊，故以医术知名，撰《药录》二卷。按元忠昆从，可能也是馆陶李氏一系，而以先世仕宦分迁河北各地者。

4. 通仕南北的世医

南朝医学的主流，为由山东迁至钱塘的徐氏，既如上文所揭。但不久，高阳许氏，亦以医术显于南朝。初许道幼曾以母病精究医方，遂为名医。尝诫其子曰，“为人子者，尝膳视药，不知方术，岂谓孝乎”？“人子知医”与晋武帝提倡孝治政策是有关系的。但至此才由道幼作为口号提出，后来遂被唐宋诸儒如王勃、程颢之流所倡导。

因此，许氏世以医术相传授。道幼仕梁为员外散骑常侍；子景为武陵王咨议参军；景子智藏，更以医术自达，仕陈为散骑常侍，陈灭入隋，文帝杨坚使诣杨州诊其子秦王俊之病获验，大受赏赐。

其行业长于智藏者，则有许奭，为中军长，也是梁之名医，后随柳仲礼入长安，仕北周与姚僧垣齐名。子澄传父业，历位尚药典御，封贺川伯，撰有《备急单要方》三卷。故父子并以医术显于周、隋二代。

其时名迹过于许氏者，则为吴兴姚氏，姚氏自菩提即以医术为梁武帝萧衍所知，父子孙曾，并以医术著于萧梁、元魏，及北周、陈、隋五个朝代。他们和高阳许氏二家的医学，也和这时期的统治阶级的政治命运一样，结束了三百年来南北医学对峙的局面。

姚菩提，吴兴武康（浙江武康）人，仕梁为高平令，因病习医，遂精其术。时武帝也留心医药，常召他讨论医学而受重视。子僧垣（498—583年），字法卫，二十四岁时受诏即家传习医学，仕梁为太医正。后随元帝萧绎至江陵，于承圣三年（554年）西魏陷荆州时与次子最被俘，即为于谨侍医，次年征至长安，是为南朝医学第三次传至北方。恭帝拓跋廓四年（557年）宇文感篡魏，僧垣遂为北周侍医。武帝宇文邕伐齐，僧垣与最从行，做军医工作。于军次治愈武帝中风所致的睢目（睑下垂症）有功，除太医下大夫，封长寿县公。周亡入隋，晋爵为北绛郡公。他和徐嗣伯一样，都是治风疾（高血压）的上手医。撰有《集验方》十二卷。次子最（535—602年），字士会，也是受诏传其家业的。年十九随僧垣入关，在军队中做救疗工作。后仕隋为太子门大夫，因预蜀王杨秀之叛被诛。撰有《本草音义》三卷，并《行记》一卷，则记伐齐时在行阵中的记事，相当有关于军医的文献，惜书已早亡，仅存下片段的序文而已。

在各朝世医中，以东海徐氏人物最盛，世泽最长，亘八代之久，与南北朝相终始，并入于隋，在当时实不多见。然其后亦有可述者，则元有徐复以医隐居华亭。子枢字叔拱，为洪武初太医院御医，县志谓系徐熙后裔，如其世业不断，当在四五十世之久。但我国医学向多家授，故尽有绵历二三十世而不绝者，如婺源江嘉，在宋时已历二十五世，其初世亦可溯至南北朝。惜嘉之始祖与其后人传递之迹多不可考。又宋南渡时有陈沂字素庵者，以治高宗赵构妃吴氏危疾，得赐宫扇。至明嘉靖时裔孙谏，字直之，号荩斋者，仍在杭为妇人医，以木扇为记，并辑其祖医方为《素庵医要》十五卷以传。及清道光时（1821—1850年），其裔孙已迁至嘉兴角里街，而门前仍列一木扇，上题“宋赐宫扇，南渡世医”八字为市招，则亦五百余年，今如仍有后人执行医事，当在三十世以上了。此外惟南宋绍定中（1228—1233年），华亭（江苏松江）世医何侃为最长，自侃传至清咸丰时青浦北簳山何氏已二十四世。[①]然吾犹识其裔孙时希，自谓为侃之二十八世孙。他们虽无南北朝世医那样高官显爵，但论世泽之长，都远远超过此期世医，且为广大人民服务，而这些又都是世界各国医学历史上所罕见的史迹。当然也有缺点，就是他们不肯把宝贵的经验外传，而世代占为己有，只传给家族。

三、山林的医家

（一）道家

这时期的山林医家中著名的道家医生，以葛洪、陶弘景两人为代表。他们都是有名的隐居山泽的道士，但同时也是世间有名的医家，成为这一时间的两大支柱。

1. 葛洪

葛洪（281—342年），字稚川，号抱朴子，丹阳（江苏包容）人。他祖上都是做大官的，但到他幼年时已很穷了。自小勤苦读书，带经而耕，携史而樵，学问成熟很早，未到五十岁即写定《抱朴子》以下诸书六百多卷。在文学上也有很大的成

---

① 参看《冷庐医话》卷一："青浦北簳山何，自元至今已二十四世矣。"按何氏为医人实始于侃，此云始于元代，当有误。

就，具有多方面的知识，史称洪“博闻深洽，江左绝伦”，绝非过情之誉。在封建社会的医家中，他是一位空前绝后，有似西哲亚里士多德一类的人物。早年因起兵镇压过石冰领导的农民起义有功而被封为关内侯。但他自知貌陋言讷等缺点，——那时政府用人是以言貌取人的，不能在政治上取得成就，就决心做一烧丹道士。

医学在葛洪说来是一件附带的学问，但其成就却超过其他的医家，其原因在于他有极强大的征服自然的信心。他原属于方仙道中左慈一派的道士，具有反抗自然、征服自然的坚强意志。他说，人是自然所生之物，而不是天地所生之物，犹草木虽生于山林，但与山林无涉，故天地非万物之父母，万物亦非天地之子孙，所以不应受自然节制，而应节制自然。大家知道人到一定年龄，都要衰老死亡，但他坚持上面的逻辑，认为人可永生。其主要方法是炼制丹药，以及符术、按摩、导引、房中等。所以他和古代方技家很少区别。他又说，学仙应该先学医，既可为自己在山林中防治疾病，同时还可救人。即仙家也是如此：“以药物养身，以术数延命，使内疾不生，外患不入。”

他对病因的论述是很科学的，即不承认是鬼神作祟，而是饮食起居失节所致：“当风卧湿，而谢罪于灵祇；饮食失节，而委祸于鬼魅；蕞尔之体，自贻兹患，天地神明，曷能济焉！”是完全站在唯物主义的立场上得出的结论。但他又不是无神论者，他承认有鬼神。然而要鬼神向人投降，故用“术数”——符箓咒语去镇压它；而反对人向鬼神投降，故反对“祈祷”——用哀怜的词句向鬼神讨饶，并献牺牲等。他说：“当恃我之不可侵也，无恃鬼神之不侵我也。”并揭穿社会上那些骗人的黑幕。他举出许多具体例子，如病人祈祷桑李、墓前石人（翁仲），及服墓中石灰汁而把病治好等可笑的故事。这里他大概参考东汉应劭《风俗通义》中的“石贤人”等故事的记载。

葛洪在医学上的著作，有《玉函方》一百卷，可惜除从此书第九十三卷抄出单方八十六首而名《备急方》外，都已亡佚。就他自作的序言而观，他的医药是面向广大劳苦人民的。他对过去名医和方士如戴霸、华佗、甘唐通、阮炳等所作的许多备急方，卷帙繁重，且“浑蔓杂错，无其条贯”，故寻用不便，有的多用贵药，只有富家而居城市中人有用。针灸方面，则仅言孔穴而不言分寸，也不是没有看过《明堂流注偃侧图》等书的病家所能使用。因此，他这书是“分别病名，以类相续，不相错杂”，极具条理的书。所用之药，也是在村落中容易得到而可备急之药。他又说家有此书，有病就可不用那些有名无实的医生而可自治了。就现存的《肘后备急方》而言，其中有不少极有价值的经验记载。如以狂犬脑治狂犬病等有似巴斯德的疯犬接种法的思想。在传染病方面还有关于马鼻疽，和南方丛林斑疹伤寒（恙虫病），及物理疗法如“刮沙（痧）”“挑沙”（王棐《指迷方》名“挑草子”）等郁血刺络疗法，这对后来医学影响很大。

葛洪的中心事业，自是求仙，但这事是失败了，他只活到中寿年龄——六十一岁就死在广州的罗浮山中。可是因炼制金丹而留下不朽的化学业绩，是远远超过他个人企求羽化登仙的价值。后来并经阿拉伯人之手传到欧洲，在欧洲中古时代的化学上起了巨大的进步作用。

2. 陶弘景

陶弘景（456—536年），字通明，栖遁茅山之后，自称隐居先生，佛教徒称他为胜力菩萨。丹阳秣陵（南京市）人。祖和父并习医术而有武功，各封侯伯之爵。他自述在十岁时，因读葛洪《神仙传》即有求仙之志，但后来仍为通儒，在宋齐二个王朝曾做过小官。他自说原想在四十岁时要做尚书郎，但在三十六岁时还是有名无实的官儿，第二年即齐武帝永明十年（492年），便把朝服挂在神武门，上书辞禄，登茅山求仙去了。

他在道家中也属于丹鼎派中葛洪一系，在医学上受葛洪影响很深。但他处在齐梁，尤其武帝萧衍迷信佛教极深的激流中，也不免受它的影响，时与释氏往来。他在遗命中说死后当用道人（僧徒）道士的士俑为殉葬，这与齐张融遗命死时左手执《孝经》《老子》，右手执《小品》《法华经》一样，是“儒冠僧服道人鞋”三教一体的人，不能如葛洪那样粹然的方仙道，不过他的中心思想还是属于道家。

他的学医，盖在登山之后。他自说，“以吐纳余暇，颇游意方技，览本草药性，以为尽圣人之心”。在医学上最有影响的，是他的《神农本草集注》《补阙肘后百一方》二书。《神农本草集注》是总结第五世纪以前的本草经验。于《神农本草经》外，再选加《名医别录》365种为副，共730种，每药加以考证注释而成的。他原藏有《神农本草经》《名医别录》《葛氏方》《范汪方》百余卷及张苗、宫泰等十多家方书，并道经释典等。他的《神农本草集注》就是参考此等书的。

《神农本草集注》，在药名上增加一倍，而注文又扩大了许多，但它的形式，仍为《神农本草经》之旧。不过把《神农本草经》的一卷扩为二卷，而序录仍为一卷。其注文则多以目验，或亦访之榷场中人，用来纠正文献上的错误，故多真实可靠。如常山以形似鸡骨者为真，在收采生药上亦多具科学上的价值：如说麻黄应在秋收时功效为胜。但因当时三方鼎峙，南北暌隔，许多药物因客观条件所限，难免错误。所以后来由唐初苏敬等撰《新修本草》时加以补正，当然苏敬也有以不误为误的。

他在齐永元二年（500年），在葛洪的《肘后方》中，更选入一百零一首方，称《补阙肘后百一方》。其书还为军旅服务，“脱从禄外邑，将命远途；或祗直禁闱，晨宵闭隔；或羁束戎阵，城垒严阻”等场所仓卒患病时，“便可探之枕笥，则庸竖成医”。可惜在王焘作《外台秘要》时已经亡了。惟则天朝张文仲撰医方时犹存，今本《肘后方》因系后人所辑，故两家方已难完全区别了。

（二）沙门

山林医家中的僧徒知医，在这时期是比较多的。盖僧徒多习“五明”，而“医方明”即其中之一。因他们出则涉历山川，杖策孤征；处则隐迹山林，巢居木食；不易寻求医药，故其中多自知医学。而且医学是为人类解除痛苦的一种学问，即对僧徒说来，它也是一种容易接近人民、宣传宗教信仰的有力工具。这点，在孙绰评于法开的医术中已经指出法开的清谈与医学，是“以才辩纵横，以术数弘教”，就是此意。在这一时期的医学史上，佛教徒是占有一定地位的，下面只介绍几个主要僧徒医学事略。

1. 于法开

于法开（306—362～365年），不知何许人。精般若实相之学，善医术。其暄在当时人口的医迹，即于逆旅中以羊肉羹拯救产难，并运针使胎儿随羊膜而出。“羊膜”之名始见于此。其后释昙鸾亦用牝鸡补产妇之力而拯产难，即本法开羊羹之法。也打破“沙门不得身手触近妇人”之戒。至唐长安寺庙中有赐子之“竹林神”，腾于妇女之口；宋季南京凤井寺僧慧明传胎产科于萧山竹林寺僧静暹；明清后其书满天下，是僧徒治妇科，实始法开。升平五年（361年），又以诊穆帝司马聃之病而预决死期，其名益高。有人问他为何重视医学如此？他说这是自利利人之业：“明六度以除四魔之病，调九候以疗风寒之疾。自利利人，不亦可乎。”撰有《议论备预方》一卷，见于《隋志》。

2. 支法存

支法存（？—384年），本西域人，生长广州。盖其先或为月支商人，留居中国者。幼即落发为僧，而性好方药，寻研精勤，故医名极盛，尤擅治脚气，撰有《申苏方》五卷。其学盖出永平山、敷施连、范祖耀、黄素诸人。他家原是西域富贾，因有二件宝物——大地毯、沉香床，于太元九年（384

年）被当时广州刺史王琰的儿子劭逼取而死。事详颜之推《还冤志》。

和支法存一样善治脚气的，还有仰道人、释深师。仰道人也是岭南僧徒，有机辩，与王珉有书札往来。他和支法存擅治脚气，都经孙思邈特笔表扬过的。释深师亦称僧深，为齐梁间有名医僧，其治脚气则祖述支、仰二家之说。撰方三十卷，号《深师方》一作《僧深方》。日本丹波康赖的《医心方》多引作此名，书中有脚气方百余首，其方今犹多见唐宋方书如《外台秘要方》《医心方》中。

3. 释慧义

释慧义（372—444年），俗姓梁，北地人。少出家，游学彭宋之间。颇与当时名士如范泰之流结交，泰立祇洹寺，以慧义为住持。那时名士仍多服寒食散。意义亦如释道弘一样精于解散方。掇拾皇甫谧、释道弘诸人之书为《寒食解散杂论》七卷，"以应世急"。书见《七录》。其方犹多引见《医心方》诸书。

4. 胡道洽

胡道洽（或避讳称胡洽），胡居士则其自号。自言广陵（扬州）人。其先盖亦波斯贾胡，宋末卒于山阳（江苏淮安）。好音乐，擅医术。撰有《治卒病方》一卷，见于《七录》；《百病方》一卷，见于《隋志》。疑前书之“卒”“百”形近而讹。其方今亦屡被引见唐宋方书中。

5. 释昙鸾

释昙鸾（474—542年），俗姓未详，雁门（山西大同）人。幼出家，为当时净土宗支柱。专重口业，念佛是他提倡的，故亦重咒语。初以研习《大藏经》而感气疾，停笔向四方求医，至汾州而病适愈；遂研求本草及长生神仙之学以自卫。闻江南陶弘景为“方术之归”，于梁大通中（527—528年）渡江来梁，武帝介与弘景，乃授《仙方》十卷。于返魏时途过洛阳，被菩提留支所见，戟指唾地呵斥，把这部《仙方》当庭焚弃。这是当时佛、道二家论争影响于医学上的事例。但从昙鸾所撰《服气法》来看，实与《胎息经》无异，只不过换了四大的名称而已。这因禅宗和它有相类之处，如他在《往生篇》中的“禁肿法辞”，与《千金翼》中所引的《禁经》相似，并引用《抱朴子》。总之，他是一位倾向于外道，亦即不忘祖国医学的医僧。撰有《调气方》《疗百病杂丸方》等四种，因传写有误，盖仅有一种。《调气方》今尚散见医家与道家书中。

第二节　医经学

一、《黄帝内经》的发展

自从西汉末年出现了《黄帝内经》一书，经过后人多次补充修改后，中国医经之学，有了引申发展的基础。上文已提到过的皇甫谧的《甲乙经》，是较早地从《内经》引申发展出来的一部医经方面的书。而一到这个时期，更有多方面的发展，故除《甲乙经》是帮助推动的一部书外，王叔和的《脉经》与它也有一部分关系。但还与当时学术界风气有关，就是经学家的义解与注疏。

医经义解方面，则有《黄帝八十一难经》①，这书是公元第五世纪左右人根据《内经》八十一篇论难文字之外，更采用当时医学方面的流行学说，而加以引申诠解的。如当时在脉学上已流行寸、关、尺三部的诊法，也把它补充进去。它

① 此书始见《隋志》，不著撰人，但唐初人已把它当作战国时的扁鹊做书。并引证仲景《伤寒论》自序中有此书之名，即“撰用素问九卷八十一难”之语为证。不知这是指《素问》和《九卷》（即《针经》）二书各有八十一篇问难的文字而言。仲景书中根本没有《黄帝八十一难经》的成分在内。

概括为经脉、脏府、诊断、杂病、伤寒、针法等几个门类。每一类问题，都有它的解说、引申、补充，如在伤寒方面，《内经》中只有“夫热病者，皆伤寒之类也”原则性的话，而它却把中风、伤寒、湿温、热病、温病等流行病都归在一处，并具体地用脉诊来区别它们的特性。总的说来，这是一部深入浅出的为当时医家学习医经的蒙诵之书。

这时期，又有人开始诠注《黄帝内经》中的《素问》。因齐梁间——第五世纪时，有一位做侍郎官职的全元起，开始为它作注。他在注解时，颇能探索书中本旨，并肯周咨博访，因《素问》中有关砭石的历史，他不怎样了解，遂去请教以博学著名的王僧孺，他把《山海经》郭注及许慎《说文》的注文说给元起听。现他的书虽佚，但他的注文，尚为唐宋时被王冰和林亿等所采用。所以我们还能在砭石的注中找到这历史的遗文。至其全书次序，宋臣校刊《素问》时，篇目下尚有注明，这在十九世纪时已有人把它排列起来，故尚能考见梁以前《素问》一书的篇第之旧。后来的《黄帝八十一难经》，其内容的论难体式和篇数，即据《内经》八十一篇之数。

《脉经》和《脉诀》一类之书，在这时也有很大的发展。以诊脉书而言，仍沿叔和《脉经》之旧，即概括望、闻、问、切。因汉后重脉，故把望、闻、问三者置于从属地位而被概括在内。至脉的至数固可凭各人呼吸来统一，但脉的波形则因各人的指触不同遂各有文章可做，故这时以《脉经》为名之书此时已不止一家。《隋志》曾载黄公兴、秦承祖、康普思诸人的《脉经》。其后因各家《脉经》过繁，有人遂做删繁就简工作，编为《脉诀》，如华佗《脉诀》、王叔和《脉诀》、皇甫谧《脉诀》等书，作为医家临床时的手册。五代时又有高阳生据叔和《脉经》原文，钩奇撮要，如鉴取影，以韵语括之，称为《脉诀》，被医家作为学医的启蒙书，故风行于世。

明堂针灸学，在此时亦大有发展。明堂是讲脏府经脉之事的，为一种基础医学，凡医家治病，必须先要了解它，而经脉俞穴和脏府的联系，与灸针尤为密切，故二者常被看作同一事物，如《九卷》《甲乙经》诸书就是显例。在这时研习明堂针灸之学，则有前凉之张存（子存）、东海徐氏如秋夫，及其群从叔响、文伯等，并擅此学；至宋秦承祖、徐悦、龙衔素等，亦各有撰述。张存为甘肃敦煌人，是丝绸之路上的一位针灸名医，相传他能以针缩奴足，至行又以针解之，则以技制奴，正是以才济恶，但他所撰的《亦乌神针经》，且为隋唐时“医学（校）”中的教科书，但后亦亡佚。此外还有针、灸的专书，如殷元《针经》、曹氏《灸经》等，是此时针灸更是分途发展。

在明堂方面还有一个特点，就是把人身经脉各部生理绘为图象，此事最晚在东晋以前已经开始了。因葛洪已看到《黄帝虾蟆图》《明堂流注偃侧图》一类书。到了这一时期，各种各样的明堂图象已有十数种之多，可是唐后就少发展，不无盛极难继之慨。至宋则为《铜人腧穴针灸图经》等所替代。

二、丰富多彩的经方

南北朝的经方学，是一个丰富多彩的时期。辑前人经方，则有李思祖的《经方》等；搜辑新出经方的，则有不著撰人的《新撰药方》等；自撰经方的，则有王珉《伤寒身验方》等；专集一家世传效验方的，则有《徐氏家传秘方》《徐王八世家传效验方》等；专重单方的，则有葛洪《肘后备急方》、王世荣（显）《单方》等；还有专录古今单复方的，则有释莫满的《单复要验方》。

当然，还有继承汉晋以来分科的经方遗规，如属于腺结核的《治瘰方》，治缺乏维生素B的《脚气方》和美容方面的《隋炀帝后宫香药方》，及家庭医药手册的《灵奇方》《如意方》等。此外还有许多从西方传入的胡方。

但由于当时经方数量大为增加，已非一般临床医家所能周览。且医方猥杂，也必须经过一般选择和简化等客观上的要求。于是有人出为删繁工作，以应时代的需要。按北朝魏宣武元恪于永平三年（510年），开馆收容京城内外病人，于严敕医署分师治疗外，以经方浩博，在临床应用上很困难，遂令诸医搜集经方，进行简化工作，要他们在“寻篇推简，务存精要”的标准下，选辑为三十多卷，颁布各大区，由郡县缮写，流布穷乡下邑，以资普及。这是历史上最大的一次简化经方、普及经方的工作。不过一般医家也早有此种要求。在《隋志》上所载的徐文伯或徐大山的《随手方》（后作《落年方》《堕年方》，为字形相近而辗转致误）、《巾箱方》等，并属便于携带的临床手册。

对于膏丹丸散汤剂一类的熟药，那时也有大量的专书流行。在《七录》和《隋志》中有《百病膏方》十卷、《散剂经方》三卷、《丸剂杂方》十卷、《汤剂杂方》十卷，及汤丸并收的《汤丸方》十卷，而酊剂杂药和外治薄贴、膏药等方，更达十五卷之多。

这时期在经方学的历史上看来，不论内容和形式，它都已发展到完备阶段。此后一千数百年间，经方的数量上尽管有很大的增加，但很少超出这些范畴。

第三节　趋于分类发展的本草学

这一时期在本草学上发展的特点，就是在分类上的日趋细致。说明本草学已因积累了前人极丰富的治病经验，而走上分析研究的阶段。——当然其中有一部分是受当时学术上循名责实的名学家的影响。

首先在本草本身的研究方面，则有药性书的出现。主要是有毒无毒、甘苦酸咸、寒热温平、相畏相恶等，对于本草的作用，都是首要的，故已有药性、药忌一类书。唐初甄立言复有《本草药性》之作。其主要的为继承前代的神农本草这一系统的主流；其次为扩充《神农本草经》内容或加注释；其次为从丰富的本草书中，摘出各科要用的本草作为临床的手册；其次为依本草形状和名称、种植，而作图谱、药物异名和音义，及与食医有关的食经等。

一、《神农本草经》的衍化

这时期的本草书，仍多打着神农的旗号作为名书，所以《七录》中有六家的本草书称为《神农本草》，《隋志》也有三家。其次，根据《神农本草经》而加扩充和注释的，则《七录》有陶弘景一家，《隋志》收雷公一家。反之，或将各家《神农本草经》抄撮简化以便临床时检用，则《七录》有谈道术等三家。《隋志》有《本草经略》一家，及依本经分类而成的《本经类用》一家等。而《本经》以外的各家本草的数量更多，在应用上自然也更有简化的必要。这方面徐叔响做的工作较多，有依病源分类而作的《病源合药要钞》，及和其他四家所撰类似的《本草要抄》之类的简本本草书，此外还有更简单地仅仅抄撮药名，如后人抄撮李当之本草书而成的《药目》等。

二、专科本草

各科本草专书，也在此时出现。对药性专行的册子，《七录》已有《药性》《药忌》之书，而《隋志》复有从诸本草中摘录成书的。其专科本草则小儿科有王微（末）的《小儿用药本草》；外科和五官科则有甘濬之（伯济）的《痈疽耳眼本草要钞》等书。其中简化本草，在唐宋以后仍在发展。如唐杨损之的《删繁本草》、宋庄绰的《本草蒙求》；在注校删节的，则宋时陈日新作《本草注节文》等。至专科本草则有《风科本草》等。

三、本草图谱

关于草本植物一类的药物，种类既繁，且被地域所限，势难尽识，因而遂有图谱之作，把它们的形状摄集纸上，庶可按图索之。此事在吴永安中（258—264年），孙休以屡取南方水蕉花不能致，而只好图画以进。如晋嵇含有《南方草木状》三卷。但此类夹图的植物图谱，尚有徐衷的《南方草木状》，又有作《南方草物状》，其中有兽类记载。可说是开本草图谱之先路。在辨别本草产地，根叶异同，这时已有本草图谱一类专书出现。除上述原因外，可能还受南北朝时因重视流品，而谱牒图象之学突然繁兴的影响。最著的有原平仲的《灵秀本草图》、不具名的《芝草图》等，其芝草图在《抱朴子·遐览篇》中更有多种。而隋唐之后如徐仪《药图》《新修本草图》《天宝单方药图》等，实发轫于此。至周密看见南宋宫中所藏的《五彩图画本草》，或系承《嘉祐本草图》之遗绪。而嘉定十三年（1220年）有琅琊王介号默庵者，以岩居莳药，辨其可识者二百种，绘图编次成集，并附单方数百，以备山村园丁野妇仓卒患病之需，名曰《履巉岩本草》，五彩图绘甚精，不知视周密所见宫中收藏的《图画本草》若何？然此本盖明人依据原书绘制者。其后明文俶（赵均妻）周禧及妹祐（父荣起书文），并有彩绘的本草书。周氏父女姊妹合作的五彩本草，行笈中有其残本。但宋后因本草图谱过繁，检用不便，故文彦博首为《节要本草图》一书。此事别章还有提到。

四、本草别名

由于我国地大物博，历史悠久，名医辈出。本草书即网罗前代各地名医和广大人民的经验而成。然药物名称，由于历史迁革，方言不同——包含外来译名，称谓各殊。同时又因受道家丹鼎派保密影响，往往把最普通药名，更换另一名目，即无人识别，以示秘密，此在《抱朴子》中已有言之。而《丹草口诀》《五金粉药诀》及唐梅彪《石药尔雅》等皆为此而作。若医家如《神农本草经》《名医别录》诸书，已有一药多至七八个别名。因此，虽有名医上手，见其别名亦有茫然不识之憾，而本草异名，本草音义诸书，亦在此种客观需要下出现。沙门行矩（僧行智）首作《诸药异名》一书。而旧题张仲景《药辨决》《本草稽疑》《释药性》《药决》等唐以前书，当亦本此而作。宋后尚有《药名隐诀》一类书的撰述。

五、本草音义

至本草音义，其始或与本草注文有关。故有人摘录陶氏本经注文而为《本草夹注音》一卷。然既为后人所辑，自非创始。惟隋代姚最承其家学，始创《本草音义》三卷，自后甄立言、苏敬、孔志约、杨玄操、仁谞、殷子严、李含光等各有本草音义之作。

六、本草的收采与种植

药物的采集，古多由医家兼任其事。盖采集早晚与药效大有关系，本草学家固已重视此事；故本经叙录即提到采治时月生熟之说。吴晋时有道士在桐庐山上采药，指桐为姓，称为桐君（原桐庐县，亦以桐君结庐山间得名），作《桐君采药录》一书，是一部较早出现有关采集本草的书。其说有一部分被后人混入《神农本草经》叙录中。《隋志》有许多关于采药方面的书，其重点在于采药的时间，如《采药时月》《四时采药》等书。但由于生齿日繁，用之者众，生之者寡，遂有生药种植之学。此类书在《隋志》中也有记载。《千金翼》中更立一门专记药物采植事，或据这一时期的文献而作。东晋和隋唐的政府，为了它们自己的利益，还建立药园，培养种植生药人才。

七、本草的炮制

至本草修制之事，其历史甚远。在《内经》与仲景书中，已有许多不同的炮炙修制之事。但此时我尚未见有专书问世。而学者因赵希弁《读书后志》有《雷公炮炙》三卷，题曰“宋雷敩撰、胡洽重定”之语，以胡洽名见刘宋时刘敬叔《异苑》，遂以为第五世纪人。不知今就《炮炙论》遗文而观，屡有“乳钵”之名，此物《千金翼》《外台秘要》诸书皆未见，或唐人因其研治乳石而得名，但唐时犹称它为“银钵”“磁钵”，惟《太平圣惠方》始载其名。宋后传入阿拉伯国家。且又屡引乾宁晏封之说，晏封姓郭，为唐人，撰有《制伏草石论》六卷，见《新唐志》。《宋志》有郭晏封《草食（石）论》六卷可证。苏颂《本草图经》亦称《炮炙论》为隋人书而曰：“有唐后药名。”则其为五代末至宋初人采用唐以前炮炙与烧炼之说而成，盖可肯定。宋元以后的本草书，无不奉敩书为制药学的范本，故其影响极大。

八、食经

和本草学有密切关系的，则为营养之学。它与本草至少有同等长的历史。《周礼》有“食医”，可见其地位与“疾医”等。而《素问》有五味、五谷、五畜、五果、五菜治病之说。它同时也概括相反的“食忌”之事。《汉志》已有专书，《金匮要略》中的食法及王叔和的《食论》，并略存其说。然其发展仍与剥削阶级生活有很大的关系。魏武帝曹操作《食制》可勿论，南北朝的豪门，多侈于食味，自何曾以下各家所著《食经》，以至北魏崔浩、齐明帝时有大将军刘休诸人并各有《食经》。陈隋时谢讽等又为杨广在淮南时作《淮南玉食经》，多主汤饮，此与隋后医家多用“饮子”有关。而豆腐一物可能亦在此时发明。因今见《玉食经》的遗文中，有近于豆腐一类的加工食品记载，而学者因《淮南玉食经》误作《淮南王食经》，遂指豆腐为汉淮南王刘安所发明。此非徒误解，亦夺劳动人民发明的果实。

南北朝时其说多入道家书，东晋张湛作《养生要集》即多采此说。故《隋志》已有《神仙服食经》，另一方面则承《周礼》“食医”之说，为太官所守，故《七录》有《太官食经》《食法》之书。隋唐以后，食经作者更众，于《七卷食经》《新撰食经》外，若马琬、卢仁宗、严龟、孟诜、张鼎、陈士良等各有《食经》《食法》《食疗本草》《食性本草》之作。其中如孟诜《补养方》中首载用白米饲食猫犬而发生缺少维生素乙而脚作挛缩一类的脚气病症状，为世界最早的记录，实我国营养史上光辉闪耀的史页。

第四节　诊断学上的新里程

此时期在诊法上有很大的变化。首先是诊脉法部位的更变，废弃以前专持“寸口”“人迎”之诊；而把它们集中在桡骨动脉部分，构成寸、关、尺三部诊法。

其次，对粪便的观察检查，也被重视起来，因而有新的进境。即从世界医学历史的发展上来说，也应居于前列。

一、寸、关、尺诊法的出现

以前诊脉多以某经之病诊某经之脉，而一般又多诊人迎（结喉两旁动脉）、气口（寸口——桡骨动脉），及“趺阳”（足背动脉）等处动脉诊候诸病。可用一指或二指切诊之。后因礼教日严，逐步缩到桡骨动脉而成寸、关、尺三部诊法。它开始诊在寸部，其后以二指诊寸尺两部，最后伸三指以诊寸尺间的部分，称为“关脉”，故“关脉”最晚出。而后人诊脉，先下中指诊关脉，而后下食指与无名指，此法在宋齐间人所作的《黄帝八十一难经》中开始有此记载。当然跟着要待解决的，就是三部配五脏六腑的问题。不久也在《脉经》中出现了。这是后来医家剿入王叔和《脉经》的。后来又有人把它们窜入张仲景《伤寒论》诸书。这在脉搏波动全身一致的情况下，把它并入寸、关、尺是一种进步的诊法，而三部分配脏腑的原理，则尚难以现代生理学去解释它。

二、粪便的检查

对于疾病现象，已知从消化器和泌尿器等器官排泄物中去找寻它们的原因。如“下利完谷”，而知为消化不良；小便混浊，而知为膀胱或肾藏有热等。不过此种诊断，比较近于原始的。而应特别提出的，就是在此时期，已明确知道糖尿病的粪便是甜味的。此事可能和巫术或道教有关[①]，也可能和封建社会的宗法有关，因它们提倡忠孝，有君父有病为其尝尿之说。汉袁康《越绝书》载越败勾践入臣于吴，吴王病，勾践故尝其恶（粪尿）以示忠于吴，而曰“味苦”，王病可愈。可反映当时已知尿味甜病之难愈。则公元前已有其说。而《梁书》孝子传载庾黔之父于公元499年患病，黔遵医嘱而尝父之恶，得甜滑之味，以知不起。是医家已确定糖尿病的诊法。较之西方至少早一千几百年。然相传民间已有诊视蚂蚁嘬食病人之屎

① 按西洋古代和印度婆罗门教的医学，亦有服用粪便以逐身体的鬼魅。而东汉王充“论衡”诸书提到刘英食不清，甘始服小便等，皆为道教事。然为孙吴时于吉《太平经》中斥为邪恶的猎狗行为。

以鉴别其为此病之法。实亦一种科学的诊断。

还有关于检查病机进退法，也在第三四世纪年代中有所创造。即那时医家在检查黄疸病的病机进退时，创立病历法，每夜以帛浸病人小便少许，记其日月，以色渐退白为病愈的标准。此法在西洋晚于我国一千几百年。

第五节　临床医学的发展

临床医学，在这时比较有平均的发展，但也各有突出的成就，以视同时代世界各国的医学，它是进步的，可居于世界医学历史之前列。

一、内科

在这方面，医家多承魏晋余烈，传染病方面更是如此。如吴之太医赵泉既善决死生之诊，尤善治疟疾。魏太医校尉刘德，则以善治虚劳著称。晋初太医校尉史脱，治黄疸最称高手。张苗于传染病中善用汗法，宫泰虚心向学，凡有一艺长于己者，必千里寻之，故善治众疾，但尤擅于呼吸器病，如喘嗽上逆，创为三物散，甚获奇效。陈延之更集众长，不主一家。然而葛洪、陶弘景两家撰述来看，实亦各有发展。尤其对传染病大加充实。自永嘉南渡，北来贵族始多患脚气；炀帝凿通运河后，脚气病始流行于北方。故它和寒食散一样，都是此时内科学上的突出问题。其擅治脚气者，多属南方的医家，如支法存、仰道人、胡洽、释深师等各有阐发。而徐叔响、徐文伯等并有脚弱方的专著。隋唐时有苏敬、唐临、元希声等描述更多。结核病则有苏游的《玄感传尸方》，疑其与武德（618—626年）中关中流行骨蒸病有关。腺结核也有专书，如《疗三十六瘘方》、赵婆《疗漯（瘰）方》等。至消化器病中噎鬲、反胃等肿瘤病，也已引起医家注意。但笔者认为，已有丝虫病流行于中国南方，故脚部血脉作肿而有发炎渗液的现象，下文还要论及。

二、外科

这方面的发展，不仅胜于当时的内科，而且是空前的。其主要的名家有甘伯济（亦作齐）、刘涓子二人，都是晋末宋初秣陵（南京市）、京口（镇江）等处的外科上手。伯济与甘林或即魏、晋时以治创伤闻名的甘氏后裔，他们治脓疡、发背极有经验，刘涓子所造《鬼遗方》，其第十卷曾记二人于元嘉廿年（443年）挽救秣陵令垂困的发背医案。伯济对疮疡开始以痈疽所发的部位与形状来分类。从他的《痈疽部党杂病疾源》一书之名来看，就是根据此种分类法而成的。此与《灵枢》痈疽篇所说已有更进一步的发展。但《鬼遗方》在这方面似乎还是不脱痈疽篇的窠臼。

这时对于创伤整复吻合缝补治疗，已有各种不同但都具有科学价值的方法出现。《葛氏方》处理腹创肠出时，煎煮大麦粥的冷噀法，使患者因猝惊而肠子自动入腔，用桑皮为纴线而缝补之。刘涓子更有创用摇席法把肠子收入腹内，此法一直为伤科医生所用。大概外科创伤的吻合术此时已能习惯使用，所以兔唇的吻合手术也在东晋时出现。此可用当时殷仲堪帐下军医缝治魏泳的兔唇来做例子。

至骨折的整复固定的手术，这时已有竹帘夹板等矫正器械。《小品方》载用竹帘为夹板，刘涓子更用木片为夹板。它们多在夹板上敷有愈合药如地黄等促其早日奏功。而绷带扎缚的厚薄宽紧，也都有规定。以竹帘作绷带，似对伤口有流通空气的作用，因内有布帛药物作裹，不利病毒、细菌作祟导致化脓。

在金创方面，甘伯济有二部书都与痈疽同作书名，惜俱已亡佚，然甘氏世承家业，使其书存在，我国创伤史上必有更光辉的史迹可称。甘氏尚有《疗痈疽毒惋杂病方》三卷，“毒惋”，姚振宗以为“毒蛇”之误，其说可从。蛇伤在《孔丛子》中已有治验的传说，但尚无专书，它是劳动人民最多遭遇的创伤。然其后很少有关虫伤的专著，正可反映后来医家对劳动人民的痛苦关心不够。

三、妇产科

礼有男女授受不亲之教，这对医学中的妇产科发展是大有妨害的。但南北朝时，胎产和生殖系统之病已较被注意，此与当时名士荡弃礼法或有关系，所以也有它一定的进步性。男女之异在于生殖系统之不同，其部位在腰带之下，故古人以妇科医生为“带下医”。而《脉经》提到带下病主要有六极，并提出未婚及婚产之病，有三门之别。处女则有三病，都不出带下部分。当时医家所注意的，多是子宫肿瘤一类病。它的经过和变化很多，在《神农本草经》和仲景书中已有“带下十二疾”和“三十六疾”那样多的病名。主要的称为“症瘕”。现在尚可从《诸病源候》中找到三十六疾和十二疾等各色各样的崩漏、症瘩、八瘕等的记载，当有不少的病与肿瘤有关。这时宫廷医生徐文伯曾诊疗过一位患有此疾的宫女，并著《疗妇人瘕》一卷，为我国最早有关治疗子宫肿瘤方面的专著。

胎孕方面，则徐之才的《逐月养胎法》，实为当时指导孕妇卫生的专文。之才为当时著名的宫廷医生，故作此文以为指导。其实他远有师承，乃是根据先秦时《青史子》书中胎教之说的。在助产方面，则前文所举的于法开和释昙鸾二人，用羊羹牝鸡的食补法以治难产之妇，并重视忍痛和环境的安静等关系。而《七录》与《隋志》，并各有关于胎产与处理产后的专书多种。其中又有《逐月养胎图说》。当然，以那时医学条件要解决所有的产难，是很困难的。所以巫医就伸张它的势力，故有坐产方位、服色等一类迷信行动散见于社会各阶层。隋窦秦母产秦难产时，巫即劝其易方位而产，是历史上留下的具体事例。在宫廷中还雇用此类巫医为产婆。《隋志》有刘祐、王琛等人八种产乳书，但都不在医家类而入于五行家类，在一般产书中列有“体玄子借地法”一类的产图，足可说明此一问题。

四、小儿科

相传晋宋以来，苏氏是世传有名的颅囟医，但不知其名字为何。其次则为徐之才的《小儿方》，然孙思邈对它却有闲言，知必实不副名。总结这时期儿科发展，主要仍从饮食起居等方面的预防，及结核病、丹毒等皮肤传染病，可说已抓到儿科的中心。尤其由营养关系而致之慢性病，当时医家称之为“甘”（疳）。其种类极多，而以“无辜甘”最为可怖，并有许多传说。当时又有“变蒸”之说。据说它是助长小儿发育的一种生理现象，所以并不完全是病态，故有人称它为“智慧热”。其实和结核病当有一定的关系，并由于此类病变而发生痫病，如晋郭孔舒《玄中记》说是由于姑获鸟的羽毛落于儿衣而起。患者眼角向上抽引，后人称为“天痫”（吊），或曰“天上头”，则隐含姑获鸟为祟之意。又有山中钓星能变夜行游女以祟小儿之说，即小儿强悸眼角向上的“天痫”之义所从出。以上所说的，可以反映当时小儿患结核病而波及神经的严重性和普遍性。此外与营养有关的佝偻病（龟胸、龟背）也被重视起来。丹毒则在南北朝医家已有专著《疗小儿丹法》一卷，今不传。然集南北朝医理大成的《巢氏病源》已有详细的记载。又旧题巫方《颅囟经》中所言的丹毒，亦与《巢氏病源》书相出入，可能它们都从《隋志》所载的《疗小儿丹法》一书而来。

最可注意的，就是后来成为儿科中主要疾患的天花，——这时称为“赤斑病”，后又名“豌豆疮”，唐时已有简称“豆疮”的。——也于此时由域外传入。近来考古学家于1979年在埃及发现国王亚麦塞斯（Rameses）五世的木乃伊，在他的面部、四肢、躯干都有瘢痕，确认为是天花的遗迹。考据他是在四十岁时患天花死去的，距今已有3139年。其后天花由埃及经过红海至印度洋，并在印度登陆。故公元前400年印度名医苏斯拉他的书中已有记载。苏氏与医圣希波克拉底为同时代人物。但由于山高水远，我国直到晋惠帝太安二年（303年）五月，始因义阴蛮（河南信阳少数民族）张禺石水于南阳起义时才发现天花。拟说这种天花起源于非洲和中南亚。从野生动物传染到家畜，又从家畜传染到人，但并不以人为惟一宿主（王氏文[①]以人为唯一宿主殊与上文从野生动物传染家畜之说相矛盾）。天花传入我国的年代似在西晋时期。其后萧齐与北魏在今之河南叶县战争，由战士带归，首先在剡县（浙江江嵊县）出现。不仅为儿科中一件大事，实亦与后来发明免疫学大有关系。

五、五官科

五官病可远溯到扁鹊时代。虽说它是以耳目二种官能退行性变，以代表老人病的。的确人的视觉、听觉的衰退，是人的生活历史进入桑榆晚境的先声。当然五官病学在那时尚未完成，因它与经济的发展和经验的积累有关。

---

① 参王炎“天花的末日”，《历史知识》，1981年第5期。并参吕宝成等“全球消灭天花简史”，《中华医史杂志》，1982年第3期。

五官科在辨识病因证候，和各科一样地向前发展。在眼科来说，许多主要眼疾证候都已完备了，如最罕见的雪盲史迹，亦在此时出现。并且像有关中风而得的睢目（睑下垂症。《炮炙论序》睢作“矔”），在姚僧垣治周武帝时已有很好的治绩。不过，我国眼科在印度眼科未传入之前，对于翳障之病，很少用手术钩剥，而是多主内服药。如《淮南子》中已有用梣木（秦皮）治青翳，蠃蠡（蜗篱）瘉“烛睆”[①]。此等除翳之药，多为医家所赏用，但疗效似值得考虑。至于手术方面，则《小品方》已提到烧针灼烁翳障法，假如割而不灼，势必复生。而《极要方》中更从统计学上做出证明说：有三人割翳后三月复生，后加用烧针灼翳法治愈廿一人，愈后皆不再发。

耳病则《葛氏方》中已有五聋之说，盖亦总结前人的经验，如乾聋即“甲乙”之耳（耵聍）。其传声之法已根据用磁针吸铁的原理，用针汁和磁石作为久聋者传声之术；此外还有记载听觉异常的耳聪病，如殷师（东晋殷仲堪的父亲）“病虚悸，闻床下蚁动，谓是牛斗”。鼻瓮、齄鼻，已有人说它有遗传关系。如到了肥大性鼻炎之境的“鼻瓮”，也即《内经》

① 按《名医别录》作“烛馆”。玄应《一切经音义》卷二十引许慎注《淮南子》说是“目内白翳病”。

之“鼻洟”[1]，不愈而来，不但语音不清，而且因鼻臭关系，致妨两性的结合。在口齿方面，虽有许多证候名，于疗法上没有特殊可记之处。但已很重口腔卫生，如《养生要集》已强调食后漱口的重要，然亦不过远承淳于意之说而已。至于洁齿则《北史》和《隋书》并记真腊国（柬埔寨）以杨枝净齿，此盖与佛教有关，知从西方传入，其后杨上善著《太素》亦有时提到它。至于夬吻兔唇一类的吻合手术，则上文外科条中已提到它。

第六节　医学教育

封建社会的医学教育，和其他的教育一样，是为统治阶级利益服务的。它的正确开始年代已不可考。不过秦汉以前，民间医学多师弟相传，如扁鹊、如仓公的师弟授受情形已可概见。政府用太医，多从民间选送，至汉犹然；故于陶甄医学事业，仍未有闻。秦汉以下，太医令丞一类的官员，都为宫廷服务，故记载甚详，但与人民利益很少关系，所以本书就把它略

① 据《太素》引。按：《楚辞·九叹》王逸注“洟涊，垢浊也”。《素问·厥论》作“洟”，《灵枢》“忧恚无言”作“洞”，《千金方》同。周密所见《宣明论方》，引作“鼻泓”，俱无义，并形近而误。然“鼻渊”一名，为医家承谬弗改。

去。而只涉及有关教育方面的史迹，稍加叙述。

医学教育事业到了魏晋已露端倪。唐《六典》说："晋代以上手医子弟代（世）习者，令助教部教之。"这是中国最早医学教育事业的开端。而东晋时代，皇家已有"药园"的设置，这可能已有培养生药人才之事，但详细的制度无考。至五世纪的四十年代，有宋太医令秦承祖又向政府建议开办"医学"（校），于是我国才有正式医学教育事业可言。《六典》说："宋元嘉二十年（443年），太医令秦承祖奏置医学以广教授。"这较之公元884年世界上成立最早的意大利"萨勒诺医科大学"还要早四五百年。可惜到了元嘉三十年即罢去。后来周朗于秦泰始五年（469年）奏请恢复医校，说由于针药失修，医生水平很低，不能治病，于是老百姓有病更相信鬼神而不相信医生，以致死夭过半。应由太医训练男女师资，派遣吏徒学业。①可是没有下文，大概终宋之世，不再设什么医学教育机构了。史家说刘宋政府不修医政，其实它是有过一段时期被重视过，并给北朝以影响。

因后来后魏创立太医博士和太医助教之职，实亦效法南朝，而且当时将此种制度传入朝鲜。至隋于太医署中置太医博

---

① 参《宋书·周朗传》。

士、助教、按摩博士、禁咒博士各二人，分头教授医学，并立药园，置药园师等职。盖亦兼事训练生徒，大概仍沿南北朝之旧制。

唐之医制，亦多与隋代相同。然其教育制度，已不限于宫廷，而是遍设全国。早在贞观三年（629年）九月，各州府多设医学，有医药博士掌其事。但偏远地区，犹有未周，至开元十一年（723年）七月，始注意于此，各偏疆僻地的州府，亦设医学，并有医博士一人司其事。在唐“西州图经”中还可看到虽僻在火州，犹有把“医学”设“于州学院内，别构房宇以安置之”的记载。说明当时这一政令，曾经贯彻下去以至边远地区。其医学科目分五科或七科，盖亦沿隋制。其中有“口齿科”，是那时新设的，这与当时蔗糖大量输入都市和制精糖法之输入，使龋齿患者之增多，是有密切关系的。当时在京医学所授生徒，仅有二十人，盖全为它那一阶级服务，惟宫内“女医”，其制甚早，如《汉书·外戚传》以附子弑许皇后之女医淳于衍，至唐后犹然。因她们平时要在宫中走动，随意呼唤[①]，故必须女性的医生。此种女医教育制度周朗奏中曾提倡

① 按唐王建“宫词”云：“白日卧多娇似病，隔帘教唤女医人。”（据宋吴曾《能改斋漫录》卷八引）。

过，后亦传入朝鲜。

及至五代，军阀割据，它们的王朝都是朝生暮灭的，所以典章制度，未遑创设而多沿旧制。惟后唐末帝清泰年间（934—935年），于太医署和诸道署置药博士、医博士之外，并有“翰林医官”之职。宋开宝六年（973年）参加编纂《开宝本草》工作的刘翰等九人中除马志外，都是翰林医官，刘翰在周世宗时（954—958年），曾官此职。大概翰林医官是晚唐所置的。而南唐各州亦设“医学”，如陈士良曾为“剑州（福建南平）医学助教”之职。

宋承唐制，但在医学组织和任务方面，则多有不同。最初固仍沿旧制，如太宗在雍熙四年（987年）五月尚诏征各处举送良医至太医署，然至淳化三年（992年），已改“太医署”为“太医局”，而“翰林医官院”至迟在淳化三年已设置。①前者为掌理医学教育机构，而后者则为卫生行政机构。故与唐以“太医署”为卫生行政机构，后唐以翰林医官掌校录医方等工作相反。然至元丰五年（1082年）六月十四日，又诏改翰林医官院为翰林医官局。而太医局则乾道三年（1167年）罢去，至绍熙三年（1192年）复置。

① 参《太宗皇帝实录》卷四十一、四十二。

宋代对医学教育，比起以前的王朝来得重视。当庆历四年（1044年）三月，在太医局领导下，招集京城学徒，至八月即有八十余人，其后各州府亦并设置医学。嘉祐五年（1060年），分医学为九科，至元丰（1078—1085年）未变。[①]但也有说北宋末年，医学已分为十三科。[②]当时生徒多至三百人。其教育制度亦随当时一般教育制度而变动。如熙宁九年（1076年），医学亦依王安石的三舍法，而分班学习。并行墨义至运气等六种考试制度。其程式今犹可从《太医局程文》中见之。金元明医家撰作，多效其体，如东垣《此事难知》、朱震亨的《局方发挥》、王履的《溯洄集》等书，每有策论式的篇题。然其考试太医局生，颇多积弊，宋俞文豹在《吹剑四录》中备言之。

在乡村医学教育方面，有一值得秉笔大书的历史事件，是福州刘彝（1017—1087年）于元丰时守虔州（赣州市），因其地尚巫鬼，不事医药，想要教育它们，转业为医生；乃撰《赣南正俗方》三卷，“以训斥淫巫三千八百人，使以医易业”。由是赣南始重医药。

---

① 参《宋会要辑稿》职官三三，“元丰备对”（《医经正本书》引）。

② 按元危亦林《世医得效方》序中，已提到《圣济总录》是依当时十三科编制的。今《圣济总录》不按此编制。

至编校医书，在宋初已经开始，至嘉祐二年（1057年），更置校正医书局于编集院，由掌禹锡、苏颂诸人领其事。

辽金制度多缺，医学教育如何，殊难考索，今惟知“太医院”之名为金人所创而已。其制度固与宋人不远。

元明以来，各立医学为十三科，其中有“正骨兼金疮肿科”，把骨科置于首要地位。则以元人崛起漠北，重骑兵，故设此科。但十三科至明清后随经济文化的发展而逐渐减少为十一科，其中废止者，有金镞科等。则元明以后，西方火器已传入中国，弓矢刀剑一类武器，已逐步退入武器博物馆中，故不能不有所变革也。至明之医学，考试重于教育，各县虽有医学训科，多为文具而已。故在此时期，医学教育已出现了衰落的趋势。

清代医学制度，又承明代。及至末年，仅在太医院内设教习厅，分作内、外教习，内教习以太监为学生，外教习则为御医吏目的医官进修而设。说明此种教育，全为宫廷服务而设，可说是中国医学教育史上最腐朽的一页。不久，随着满清王朝的衰败，中国降为次殖民地，买办的西洋医学教育，接管了宫廷的医学教育，而又为另一班官僚资产阶级服务了。

第七节　东方医学的交流

我国文明开化甚早，为世界最古的文明国家之一。在亚洲惟印度差可比肩。而此时期医学的交流，主要的有朝鲜、日本、印度、印度尼西亚诸国。至越南时属交趾，据说在石器时代已与中国交通，汉武帝元鼎六年（公元前111年），即有医学药物传入越南，与它们原有医学分立二派：它们自称南方派，中国医学因从它的北方传进，称为北方派。其后我国名医董奉，曾治愈侨民日南太守士燮之病。可惜后来很少有此类文献流传。

朝鲜未与我国交流时，尚处于石器或金石并用时代，而一经我国汉族文化传入后，即一跃而为优秀的铁器时代。远在朝鲜“三国时代”，我国医学已随其他文化传入朝鲜，先由高句丽，而后由百济、新罗。中国医学传至日本，也有假道于它们的。高句丽的炼金术极精，已为我国本草学家，如《名医别录》作者陶氏所重视。同时，“高（句）丽老师方”，也为我国唐初张文仲所引用。并有卓越的针师来我国行医，提出人发是空的合于科学生理的看法，这与杨上善注《内经太素》时所言“毛发中虚”之说相同。百济在南朝时代亦与中国医学发生关系。在医学制度上更效我国设立医博士之职。又有《百济新集方》传于世。我们现在尚可从日本康赖《医心方》中窥见要略。新罗的立国较长，与我国南朝往来多借海道。远在东晋义熙十年（414年）实圣王朝时有名医金波镇汉纪武等受聘日本，携药物为日王治病。其医学行政制度亦一依中国。在唐代并有知医的僧徒替中国人治愈风疾，威灵仙之治足躄，就是朝鲜僧徒首先提出的。

在第十世纪初百济南方军阀弓裔自封为王，不久即被部将王建所篡，其后统一朝鲜，国号高丽[①]，屡派人来我国学习医学，这时期最有名的医方有金永锡的《济众立效方》、崔宗峻的《御医撮要方》及不知名的《乡药济众方》等。由于朝鲜颇重汉医，在高丽王朝时，尚保存我国大量久已亡佚的古代医经和经方，如《黄帝针灸经》《桐君药录》《名医别录》等。其中《黄帝针经》九卷，——它在隋唐前多称《九卷》，中国久佚，于宋元祐八年（1093年）正月二十七日献还中国，当时由王钦臣等奏请“宣布海内，使学者诵习”。是即现在流传

① 按在第十世纪以前，称朝鲜的北部为“高句丽”，其称“高丽”，实始于新罗王景明二年（后梁贞明四年，918年）弓裔被篡之后。宋元以后的文献上遂多改十世纪前之高句丽为高丽。其事我已在“朝鲜的古典医学”一文中言之。

的《灵枢》，金元医家尚多称它为《针经》。

至十四世纪末，李成桂又篡高丽让王自立为王，遣使来朝，明太祖选定其国名为“朝鲜”。而派使来我国习医不绝，有名的《医学问答》，就是我国名医傅懋先与来使答难之书。其自撰之书，有金礼蒙、梁诚之等撰的《朝鲜医方类聚》二百六十五卷，最称巨观。而许浚《东医宝鉴》，多集我国金元医学之书，选录精当，门类清新，繁简得中，故除为朝鲜医家所必备，也在我国大为流行，并有翻刻本多种。明清时如林澜的《灵素合钞》即已引用其书。

日本接受中国医学，虽不知开始于何时，但有文献可考的，当远在公元前第三世纪初，秦始皇帝遣徐福带了三千童男女入海求仙，而止于扶桑（日本）时就开始了。因徐福等人中多有精通医学的方士，自后日本的医学才脱离蒙昧时期。但朝鲜也很早有由中国医学孕育而成的“韩医方”，约在日本崇神天皇时，即从海峡传入日本。不久允恭天皇病，新罗应日皇之求，派金波镇、汉纪武二人渡海至日本治病。至第五世纪雄略天皇又向百济、高句丽征求名医，至日居于难波，遂为世业。及第六世纪钦明天皇时，因天花流行，又先后二次向百济求医博士，他们携采药师与药物至日本医治，于是“韩医方”大行于日本。其后，且有朝鲜医家，入籍为日本医家者。

但过去日本统治阶级总是以怨报德，于钦明天皇在位二十三年（562年）兴兵侵略高句丽掳吴人[1]知聪而归，当时并携大批医书如《明堂图》等共百六十四卷而去。这对日本建立汉医的历史上起着巨大作用。至公元602年推古天皇时，有百济僧劝勒携方术等书至日本，政府即派三四人向他学习医学，实为日本医学教育的开端。

直接由海道传去的我国大陆医学，除秦始皇时之外，惟隋大业四年（608年）传去最多。因为这年日本派使节小野妹子等来我国，随同前来的有药师惠日、倭汉直福因等，可以说是日本派医学生到国外留学之始。自后"韩医方"在日本渐衰而代之以直接向隋唐医家学习。终唐一代，日本遣学问僧来我国习医者络绎海道，舶载东去之医书极多，视第九世纪日本藤原佐世所撰之《日本国见在书目》中的医家类，与唐《经籍》《艺文》两志医家类相较，反有过之而无不及之慨！我国僧人也时去日本讲学，如扬州江阳僧鉴真，俗姓淳于，为齐人髡之后，十四岁出家，以僧智满为师，后东游长安，受实际寺戒。天平五年（733年）有日僧荣睿、普照来华邀鉴真赴日。他曾五次东渡失败，最后于天宝十三年（754年）始得踏

① 当时中国文化中心在南朝，日本泛指南朝为吴地，其人称为吴人。

上日本三岛。他是精于律宗并擅医药的，携有大批药物、方书，因此不仅把律宗传给日本，而且把医药也传给了日本。他对药物鉴别尤精，对日本医学影响极大，著有《鉴上人秘方》一卷行世。[①]丹波康赖的《医心方》曾引用。及深江辅仁的《本草和名》二卷，引《神农本草经》药亦不下数十种之多。

日本受到我国医学哺育后，也和朝鲜一样，它们的消化力很快，经过一个短时期的反刍消化后，居然名医辈出，撰述弘富，大有云蒸霞蔚之观。当时最著名的有出云广贞、和气广世、小野根藏、深江辅仁、丹波康赖等。他们的先世，多由我国大陆移居过去的，如丹波氏为汉灵帝五世孙，而深江则为三韩人等。并且各有著述，如出云撰有《大同类聚方》，为日本最早的汉医方。深江有《掌中要方》《本草和名》等，后著引用我国经方、本草多至四五十种。而康赖《医心方》一书收罗隋唐以前医方有一百八十种之多，实为保存第五、六世纪以前我国古典医学最重要的文献，可与王焘的《外台秘要》并称。且他们的医官世业都很长，尤其和气与丹波二家，各不下数十世之久，此与它们严酷的封建制度有关。

---

① 参看唐真人元开撰《唐大和上东征传》，日本《大正大藏经》第五十一卷“史传部”第四册（此处据笔者录存本）。并参日本富川游的《日本医学史》第三章“奈良朝之医学”“僧医”，昭和十六年日新书院出版。

日本的汉医，往往有青蓝之胜，但终惟我国的马首是瞻。当吾国金元学派兴起之后，它们也跟着转变古代经方学的风气。在十五世纪室町时代，即有僧月湖渡海西来，居吾国之钱塘，学习金元医学，是为日本金元学派（时方派）之始祖。而月湖再传弟子长田德本却成古方派（经方派）之先驱，其后名古屋玄继之，至吉益东洞而称极盛。折衷派（考证派）则以香月牛山为开祖，至丹波元简父子为此派的眉目。明治初年，浅田惟常俨然居汉医宗师。自维新而后，汉医地位遂为西洋医学所替代。汉医虽被废黜，但民间仍多信仰汉医，因它有深厚的群众基础，所以仍有繁荣滋长之势。

我国与印度交通甚早，盖在春秋战国时代，已有涉于印度之事。彼此媒介人物不外僧侣商人。而医学之交流亦由此辈为触媒。我国医学大抵在前汉时代已传入印度。如后汉时波斯王子出身的佛教徒安世高，从天竺三藏僧伽罗刹的《地道经》中，知道印度在此以前已从中国传入针灸，故书中有禁止“反支”“血忌”“上相”“四激”等日时漏克之说，此类从辰名辞，是我国所特有，针灸学上亦用为禁忌名称。第六世纪我国高僧宋云在他的《行纪》中，亦有介绍华佗医术事迹于印度的记载。而第七世纪甄权《新撰明堂人形画》，遍行四裔，当然也有可能流入印度，至于我国求法天竺的僧徒，他们多精医学，也是医学传入印度的一种因素。

至印度医学，据说在“吠陀时代”已有很精的医学，但与巫术实际是难分别的。“四吠陀”中的“阿由吠陀”，其含义就是“寿命吠陀”，为专讲医方之事，乃从古代印度《寿命论》而来的。它主要称为“八科”，总称“八分医”或“八医”。第一，拔除医方，属于外科创伤；第二，利器医方，用医械治头部耳目的医学；第三，身病医方，义净称为“身患”，即讲从咽以下全身病的医学，近似内科；第四，鬼病明或鬼病方，是用巫术治病，有类中国祝由；第五，看童法，是胎产婴童病的看护学，此在安世高所译《地道经》中已有关于组织胚胎学的记载；第六，恶揭陀药科论，即解毒学；第七，长命药科论，即研究不老不死的长寿学；第八，强精药科论，即房中药等。这“八医”在隋前似已传入中国。《隋志》胡方中有《耆婆所述仙人命论》三卷，或系综合性的《寿命论》的简本。当然它已经婆罗门教所变动，其后又为构成“五明论”之一的“医方明”中主要部分。“医方明”也是佛教徒必修之科。“五明论”在北周时已由阇那崛多译出；因此，更可知“寿命吠陀”在第六世纪已传入中国，但书已早佚。其“医方明”的要义，尚存唐义净《南海寄归内法传》中。

上面的“八医”，在南北朝以至隋唐时代也产生过若干影响，如恶揭陀“药科论”在《千金翼方》所引《耆婆方》的阿伽陀圆等方，或其俦类。“长命药”则如唐太宗和高宗等，先后并服婆罗门僧罗迩娑娑（一作阿罗那顺）、布如乌伐邪（此云福生）诸人长生药；又开元元年（713年）婆罗门僧献长生药仙茅方于明皇，事详南唐王颜《续传信方》。

印度主要的病理学为“四大说”，即地、水、火、风。“大”之义为“气”，即万物不离四气而生。一大不调，生一百一病，四大不调，合生四百四病。此在《佛医经》，及义净《内法传》中并有介绍。此等四大说在中国南北朝的医家曾引证它以释病理，如陶弘景自序《补阙肘后百一方》书名，即取释氏百一之义。《巢氏病源》中亦用四大说以叙风疾，其后并见于宋人所辑的《伤寒论》别本《金匮玉函经》之首。而唐孙思邈更用五行说加以沟通，然而他失败了，因我国医学上的阴阳五行说系统，始终完整地流行着，从未被外来的四元说冲破它的藩篱而混同起来。

印度医学对中国影响较大而较久的，自应推眼科医学，其次则推药物方面。眼科则自隋唐间传入的《龙树菩萨眼论》后，对于一向缺少手术的我国眼科学，除医方外，起了主导作用。至北宋成都府僧了明，又参考他书，采用五轮八廓说，重行编纂，称为《眼科龙木论》，而《菩萨眼论》遂佚于朝鲜。近世始有人从《朝鲜医方类聚》中辑出而重行我国。

印度医学在隋以前，已有不少传入中国，今天还可从《隋志》医家类所载自《龙树菩萨药方》以下12种98卷，当也不离“寿命吠陀”的范畴。但唐后它在我国的影响，因阿拉伯与中国的通商日盛的关系，而渐次减少以至失去它的重要性。

印度尼西亚在第二世纪已派使访问我国，以示通好。我国即有许多文明事物如瓷器等传入印尼。而它们在医学上传入我国的，则有二部治鬼病的医方，即《乾陀利国治鬼方》十卷、《新录乾陀利国治鬼方》五卷，并见《隋志》。“乾陀利”即刘宋时的“千陀利”（Kandari），是位于现在苏门答腊的一个小国。它与印度为邻国，是奉佛教的，这“治鬼方”可能属于“八医”中的“鬼病明”或“鬼病方”范畴之内的医方。

在八世纪时，我国深明医学的唐三藏法师义净，曾因求法留学印度凡二十多年，中有十年长的时间住在印尼。他曾把我国治病医方如苦参治热病及针灸治病之说等，介绍给印尼人民，这在印尼医学历史上当产生一定影响。

第七章　医学的充实时期

（隋唐至两宋　581—1279 年）

第一节　医学盛衰之分歧点

隋自平陈之后，统一南北对峙二百八十余年分裂的局面。其初，照例也减轻赋税，及笼络人心，因而经济得到繁荣。炀帝初年颇能励精图治，并命文士编纂图籍，规模宏伟，编成史罕其例的各种巨大图书。而末年耽于逸乐，并对外肆其征战，故赋役烦兴，民不堪命，义军四起，以至亡国。不久由军阀李渊父子，削平群雄，统一中国，对外完成炀帝未完成的事业，土地扩大，国威远震，远近诸国咸与往来，中西交通视前更盛，经济文化交流也更趋频繁。把我国发明的造纸术与火药等，都由阿拉伯人传入西方，在医学上则医经本草，都在南北朝的医学基础上加以充实发展。

中唐以后，藩镇割据，剥削制度日见严酷，内外部矛盾加深，先后有安史之乱，与以黄巢为首的农民起义等，把李氏王朝打垮了。后虽借兵异族来打内战，勉复王朝，然已政归异族，形同傀儡，造成军阀割据，此伏彼起，成了五代十国的分裂局面，亘一百余年。至周世宗的柴荣部赵匡胤篡周自立，征平了许多割据的军阀，基本上又统一中国，国号曰宋。

宋自建国之后，偃武修文，把各国归降的知识分子组织起来，叫他们编制了许多部头很大的书，如《太平御览》《册府元龟》等。在医学上也用了各国归降的许多名医，如后周的刘翰、南唐的陈士良、南汉的陈昭遇等。[①]他们参加编纂了《开宝本草》《太平圣惠方》《神医普救（济）方》等。从而增加了大量新的经方，及许多有功效的本草。由于印刷术的发明，对方书的传布工作，更来得便利了。于社会医药事业，自有新的发展。又由于西方香药的大量输入，渐次改变了经方的原有内容。至第十二世纪二十年代，北方又被女真族的金国占领，宋室不得不重演永嘉南渡的悲剧，结束了

---

① 陈士良即撰《食性本草》者。太平兴国九年（984年）六月丁未，以受寡妇刘氏之贿，与同谋决杖流窜海岛。刘翰则以雍熙二年（985年）治刘遇未愈而卒，贬为和州团练副使（《宋会要》无副字）。陈昭遇事见本章《太平圣惠方》下。

北方一百余年的统治，另在临安（杭州）建立朝廷，是为南宋。而典章制度，一遵东京。在医学方面也如政治一样仅能保持残局。然北方亦因战乱频仍，传染病尤其鼠疫流传十分严重，所以医学也如国运一样变换了新的局面——以五运六气之说为指针，打破经方的旧规，各倡一说，展开了学派的论争，使整个医学历史的发展，入于衰变之境。

第二节　医经经方的结集

一、医经的结集

病源学的总结方面，南北朝的医家，受当时政治社会的影响，对于阴阳五行说较少沾染，它们叙述证候病源时，颇重白描。在病理方面，着重自然界的因素，及因饮食起居的违理，致生理机能发生变化；此与现代医学认为病是物理反常的刺激后，生理上所产生的调节现象的观点是符合的。因此，除谢士泰《删繁论方》于劳极诸论稍有涉及外，他们并不侈言五行胜生之说，这是那一时期医学的特点。

在这方面，可举隋代政府在大业六年（610年）敕太医博士巢元方及曾随麦铁杖出征的军医吴景贤等所撰的《诸病源候总论》一书为代表。全书五十卷，原有一千八百余候，今存一千七百二十六论，尚连重复在内，但今本已有亡佚。又由于当时佛道诸家并重养生，故本书载养生方一百零一条，导引方二百七十九首。[1]这是集第五世纪以前病候之大成。因此，为后来医经楷式，唐宋经方如王焘的《外台秘要》、王怀隐等的《太平圣惠方》等书，每门必引此书的病论冠于首。后来并有人删为简本，作为医学教材。

从它的形式上说，可以看出它是一部具有时代性的书，就是把风病居于篇首，此固可说《内经》“风为百病之长”的意义。但这里所说的风病，是泛指高血压以及精神变异的证象，这类病患是统治者比较普遍而易得的“膏粱之疾”。因为这阶级中人对于食色的放纵，都到了狂热程度，尽情戕贼身体，不得不滥服石药以济其嗜欲。所以《素问》“腹中论篇”早已载有“石药发癫[2]，芳草发狂”的话。石药指五石散，芳草

---

① 据日本文化年间山本恭庭、小岛学古、余天锡、藤吉人等人用朱蓝墨三笔分别校注在日本正保二年（1645年）刻本的《巢氏病源》上，作为初稿本目录后的批注。

② 按，此如“癫”作“疽”，详当时人好服五石散，散发时往往神经变乱及皮肤发热，又体垢不浴发痒，不免以指抓搔而损破皮肤，被化脓菌乘机侵入而发生背痈一类病。这类背疽之疾，在秦汉以来已多出现了。当然和发病者的情绪也有一定关系。史载秦末范增以背疽而卒，就是显例。

指浓美之味，这也是南北朝上层阶级最普遍的生活。当时反映在医学上如何曾之流淫于食味，至发生高血压一类疾病，有徐嗣伯《风眩方》一书即为此类疾患而作。而巢氏等也把它置在卷前，正不失那一时代医学的特色之一。他们还把它以一卷的篇幅来总结以前的解散论，作为当时服五石散人的参考。也是那一时代上层社会生活反映在医学上的一种现象。

当时医家对于精神神经衰弱的疾患，还没有从病因学上去归类，而往往把它们的证候，杂厕于各病之中。所以巢氏等除一部分的精神神经方面的疾患置于风病候之外，还有大部分厕于虚劳疾候，一小部分的精神病混于虫毒中。当时医家把久病不愈、思虑过度、精神容易激动、失眠噩梦及身体羸弱等，都归于虚劳之内，由于它的概括范畴很广，所以竟用二卷篇幅来记载它。而这类病正是六朝时代上层社会中人易犯之病。有的家有驷马而窃邻人敝车的窃疾；有的患好弄男根的露阴狂；有的仗剑赶捉青蝇；有的食蛋不得怒发冲冠，以屐齿践灭之等那类神经或精神失常之病。而以一叶障目、任人就溺的顾恺之，及“叔宝清羸”“奉倩神伤”等，当时人多以风流放诞传为佳话。其实多是些患精神异常之病。而陈隋时的“猫鬼病”，也是一种严重的歇斯底里病。在隋文帝时，文帝杨坚妻独孤皇后，及子俊与权臣杨素妻等都患过此种“猫鬼病”因而宫廷发生大流血的惨剧，不亚汉武巫蛊之祸。巢氏等也把这类“猫鬼病”归于蛊毒病诸候。[1]接下他们又把消渴病（糖尿病）接于虚劳病诸候下，这也是“肥贵人”最易患之病。

由于此书内容繁富，往往有极珍贵的病史。如“鬼舐头”，是世界上最早记录“圆顶秃发症”的文献。其他类此者很多，是一部汲取不尽的五世纪前的疾病史材。

二、经方的结集

在经方结集方面，出现了历史上空前的巨大篇幅的经方——《四海类聚方》。全书计二千六百卷，它大概是大业二年（606年），炀帝王敕曹等所撰的三十一部新书之一。它们总计一万七千余卷。这三十一部新书，于大业十年撰成。《四海类聚方》当成于此时。盖开皇初牛弘曾建议广开献书之路后，当时政府特重方书，故所得独多，因而得以编成在我国封建社会时代这样空前绝后的巨大方书。但因雕本未行，流传困难，后来又从其中摄取单方，名为《四海类聚单方》三百

---

① 按《病源》卷二十五蛊毒病诸候中命蛊毒外，尚有猫鬼、野道诸候。其实三候并属一病——“蛊”。因“野”与“蛊”并读为“冶”，“野道”原作“冶道”。“蛊”“冶”并有惑乱之义。野为同音通假字。它是属精神方面之病。与“蛊胀病”之“蛊”音鼓者，音义并不相同。余详拙撰“蛊妲考”。

卷。到唐代也仅剩十六卷，而现在却仅能看到它的一首方子了。如此巨大篇幅的方书，后来就绝响无人，仅在宋太平兴国六年（981年）至雍熙三年（986年）由贾黄中等费了整整六年的时间，成书一千卷，号曰《雍熙神医普救方》。雍熙四年诏“宣付史馆，令刊板流布于天下”。但到绍兴时，诏求天下遗书，连这书目录十卷，也没有找到，现在也仅留下一首医方了。

在唐宋之间也先后出现了几部具有特色的经方。如孙思邈的《千金方》《千金翼方》各三十卷，王焘《外台秘要》四十卷，及北宋政府敕撰的《太平圣惠方》一百卷、《圣济总录》二百卷等。

《千金方》《千金翼方》的作者孙思邈，京兆华原（陕西耀县）人。约生卒于581—682年间，和甄权（？—641年）等都是医家中年岁最高之人，权比思邈还大二岁，也是思邈的前辈。思邈隐居山林，并精烧炼，中国发明的火药，就是始见于他的道家著作中。从他整个学术思想来看，他虽很重葛洪，但有所不逮；当属于陶弘景一流的医家。惟他和人民的接触机会较多，所以在实践方面要超过弘景。他的医学思想渊源，可从他的“大医习业”中的话来说明它。即要修习《黄帝内经》《甲乙经》《明堂流注》《三部九候》及《本草》《药对》诸书。而于张仲景、王叔和、阮炳、范汪、张苗、靳邵等的经方都要精研，又对卜易诸书也须学习。他还本儒释道三家的思想，提倡医德。弟子以孟诜最有名。诜在则天时为同州刺史，近于酷吏一类的官僚，但口头却提倡道德，惟所撰《补养方》三卷，很有价值。其徒张鼎又补89种，改名《食疗本草》。

《千金方》和《千金翼方》二书，就是贯彻上述思想的一部正统的方技家的经方，保存了大量的古代经方文献，如《神农本草经》，张仲景《伤寒论》，王叔和、陈延之、靳邵、范汪诸家的医方，及房中养生之说，故颇存《汉志·方技略》的体貌。但他仍有自己的独立见解：首先他于泛论医学概要外，即以妇孺医方列于卷前，又用脏腑来分系医方。在当时营养之病如脚气等，更殷勤地加以叙录，表达了他的突出之点。在每门类中遇有自己经验，也把它写入以证明古代经方的功效。所以他对于经方已提倡灵活应用。他说：“方虽是旧弘之惟新。”这句话直到现在仍是研究古典医方的正确方向。

《千金翼方》三十卷，其内容已略如上述，但它的编制已有不同，以本草、养生、烧炼及禁经等山林之事占的篇幅最多；而诸传染病中又以“伤寒论证”的篇幅最多，体例不及《千金方》醇谨。但二书均有矛盾：既反对寒食散，而书中却连篇累牍地记载石药之说；既云针能杀人，却仍多载针砭之事。然而二书究为第七世纪以前经方的总集，为《太平圣惠方》以下诸书所依傍，而书后养生烧炼诸方，又为宋元医方所依傍，故罕有出其范畴者。

《外台秘要方》四十卷，是一部从沉锢于封建帝王手中解放出来的巨大经方书。在封建社会，一切学术都被统治者掌握着，医学也是如此。自汉晋南北朝至隋，虽有丰富的医方，但都被沉于馆阁，外人不易窥见。一旦遭到兵火，同归于尽。这是医学不发达的原因之一。而王焘《外台秘要》一书，乃用他个人力量，把它们解放出来，使广大人民有机会看到第八世纪以前经方的大略；而许多断种的魏晋南北朝的经方，也得延其慧命，并把天宝以前的几十家唐代经方保存下来，其对我国医学的贡献是不能用笔墨表达的。

王焘是陕西郿县人。祖珪，父敬直，都是大官僚，自己也是一位职业官僚。因母病感于“齐梁间不明医术者，不得为孝子”的话，遂习经方。他因担任弘文馆工作很久，故有条件看到古代的经方。因此，就弘文馆所藏的方书多至五六十家，并于当时新的方书数千卷中，择要分类部居，凡一千一百四门，惟针术因感《千金方》针能杀人之说，故割弃不录。每门冠以《巢氏病源》中有关论述。有方有论，成为二美之书。

而论后系以经方，每方引书，多系以卷数。一方同见数书亦必载之。这工作是繁缛而艰苦的，所以后来医家很少有人向他效法。于天宝十一载（752年）编成四十卷。此不仅把古代经方传于广大民间，并且因所引医书多系以卷数，致使它们的原来面貌也被保存下来，这也是后来一般目录学家所特笔提到的典范著作。

此书首几卷为传染病如伤寒、温病、疟疾、霍乱等，也是有它历史背景的。他似因和皇族婚姻问题，被谪于今之湖北房陵、山西隰县等瘴疠之乡，此点他在自序中也提到过，并感谢经方挽救了他的生命。还有关于脚气他也很重视，这是使唐代医家感到最困惑的新病，而他自己可能也患过此病，所以用二卷的篇幅编载此病，留下丰富的经验。

历来纂集经方，多重古方，今方则非名医不录，而于民间经验则多忽视。至第十世纪末叶才被注意，而加以广泛搜集，北宋初《太平圣惠方》就是一部以民间经验方为基本资料的综集。对经方学史来说，这是一注大量的新血液。及政和年间（1111—1117年）所撰的《圣济总录》，基本上也是以前未被著录的新方为主。但后者已重视五运六气之说，故不及《太平圣惠方》来得踏实。

《太平圣惠方》是宋太宗赵匡义命当时文臣和名医及各国

归降的名医，如王怀隐、王祐、郑彦、陈昭遇[1]等于太平兴国三年（978年）开始，至淳化三年（992年）编成。其基本资料，据太宗序说：他在没有做皇帝的时候，就好医方针灸之事，从民间广泛搜集来的医方一千多首为基础，并由翰林医官院向各处征收家传有效验的药方，合万余道。这是打破历来编撰的经方，多从古书中缀集的陈规旧律的革新之事。但单有方而无理论指导，于临床应用时，不免感到困难，故仍以《巢氏病源》之文冠于每门之首。全书凡一千六百七十门，方一万六千八百三十四首。当时即敕镂版印行分颁，如州军由州置医博士掌用。后因卷数过重，先后删选为十六卷以至一卷。而这些单薄的节本反多遗佚，此百卷的完本则仍为历代医家所重视而流行不绝。

《圣济总录》是徽宗赵佶于政和初，敕由曹孝忠等编撰《圣济经》十卷之后，又敕撰的。它也是一部继《太平圣惠方》而作的北宋医方巨制，而卷帙较《太平圣惠方》增加一

① 按《神秘名医家》卷下，陈昭遇善医，昭遇归朝后，“治疾无不效者，后荐入翰林院充医官，世呼‘神医’。绝不读书，请其所习，不能应答。尝语所亲曰，‘我初来都下，挥军垒中，日试医数有百……凡医依古方用汤剂，无有不愈者，实未尝寻脉诀也’”这也是对当时医家夸张脉诊如何神妙的一种嘲笑。

倍，计二百卷。这部书的基本内容精神和《太平圣惠方》一样，以收辑各处验方为主，因徽宗当日也仿太宗之意，下诏天下各以方术来献，并将内府所藏医方辑成此书二百卷，计方近二万首。亦仿《太平圣惠方》之例，以病分门，每门先论后方。不知何人担任实际工作？但当时比较有名的御医多在圣济殿供职，《圣济经》既由曹孝忠等编撰，则《圣济总录》之编撰当与他们也有关系。

由于徽宗是位沉酣道教，相信五运六气的统治者，而曹孝忠又是一位头脑冬烘、只知趋承的圣济殿领导，所以此书之首，就用六卷的篇幅记载五运六气，末了又用好几卷的篇幅来记道教符术服食神仙之说，可以反映出当时统治阶级对于经方家的看法了。当然，如其以《汉书·艺文志·方技略》的定义与内容来说，那末《圣济总录》一书，是完全与它符合的。何况由于此书之传，使当时许多宝贵的医方被保存下来，元明以来的方书，各有大量地引用，故对经方学来说，自有一定的贡献。

可惜此书刻成不久，北宋的王朝就被金人打垮了。此书和徽宗父子的命运一样被它俘虏过去。后来金人又被蒙古人打垮，此书原版在元大德年间（1297—1307年），把每卷首书名剜去，改题“大德重校圣济总录”字样，并冠以焦养直等人的序文，书后题了许多校书人的姓氏，就算是大德重刊本了。其实是宋政和内府的刊本。还有人说金和元初先后都重刊过此书，那更是鬼话。足见一个国家的消灭，医学的历史也有被篡改的危险。

第三节　药典学的兴衰

一、世界最早的药典——唐《新修本草》

苏敬等在唐显庆四年（659年）修成的《新修本草》，是一部世界最早的药典。它较公元1542年纽伦堡政府颁布的号称世界第一部《药典》，还要早883年。

盖自梁陶弘景撰《神农本草集注》后，沿用了二百多年，由于私门撰述，见闻有限，又处于南北对峙时候，许多药物没有条件看到，所以遗漏错误是难免的。唐自统一中国后，土宇广大，经济上升，对外交流更趋频繁，因此，许多经验和外来药物，也需要做一总结。于是弘景本草遂有重修必要了。

显庆二年（657年）苏敬在向政府建议纂修本草的话中，指出弘景本草许多遗漏错误，有亟待重修的必要。结果很快就被同意了。由长孙无忌领衔（后因武后篡权，长孙皇后被贬，故改李勣），会同名医文臣等二十多人，进行修纂，而由苏敬负实际纂修之责。并发动全国各地征询药物形色功效等，绘图说明具送中央以备采用。至显庆四年（659年）成书五十四卷，总称《新修本草》。内计本经二十卷、目一卷；《药图》二十五卷、目一卷；《图经》七卷。共收本草850种，内《神农本经》360种，《名医别录》182种，新增114种，有名无用194种。许多西方药物如底野迦（内有鸦片剂的一种成药）等亦被收入，成为我国药典学发展的蓝本。

二、简本药典——《蜀本草》

《新修本草》纂成后颁发各地，莫不奉行。但因卷帙繁重，传写不易，所以不久《药图》先行亡佚。孟蜀广政年间（938—965年）蜀主孟昶命翰林学士韩保升与医士重为删订注释，凡二十卷，称为《蜀重广英公本草》[①]，简称《蜀本草》，实一简本的药典。

三、药典学的鼎盛时期

宋对医药事业，较以往政府为重视。故太祖于开国未久

① 按"英公"指李勣，因当时李勣已被封为"英国公"，故云。

之开宝六年（973年），即诏刘翰、马志等九人，取《唐本草》和《蜀本草》重加修订，更采陈藏器《本草拾遗》、李含光《本草音义》诸书互相参证，成书二十卷。由扈蒙领衔，命曰《开宝新增定本草》，亦称《开宝新详定本草》，是为宋代第一次所修之药典。

但《开宝增定本草》修纂时间过于仓促，不免草率，遂于第二年——开宝七年仍由刘、马诸人作二次的修订，颇有增损，并目录二十一卷，命曰《开宝重定本草》，命李昉等审查，是为第二次的药典。过去凡系《神农本草经》用朱笔写，其他用墨笔写，而岁久纸敝墨渝，且易错误。这次由于利用印刷术，它把《神农本草经》文字刻成白字（阴文），其他刊为墨字（阳文），药性寒温概用字注明，遂免朱墨混淆之弊。

至嘉祐二年（1057年），又作第三次的修订。盖本草一书，自开宝二次修订后至嘉祐初，已历八十余年，当时认为完美无缺的这部钦定本草已感到过时："参校近之所用，亦颇漏略。"乃命掌禹锡（990—1061年）等再加修订，增药八十二种，总1082种。至嘉祐五年书成，名曰《嘉祐补注神农本草》，并目录合二十一卷。它有下面几个优点：

一是广收民间有效药物，及补前人未载的治效；二是补辑自本经以下遗漏与纠正本草形态的错误；三是新订体例与本草归类；四是卷数不增，而内容大为充实。除采用吴普以下十多家本草书外，还参考了许多山经地志、经史杂家诸书，开后来唐慎微《经史备急本草》、陈衍《宝庆本草折衷》、李时珍《本草纲目》等博采经史诸书为资料的先声。

同时，嘉祐二年还附纂《嘉祐本草图》和《本草图经》二书。这是据元老文彦博在枢府做宰相时提出“重定本草图经”的建议而作的。第二年他罢相归第，而书在当年由掌禹锡和苏颂（1020—1101年）二人负责进行，仿唐修本草故事，下诏各州县和榷场市舶商客，逐件画图说明。番夷所产，则各取一二枚封呈投纳，由苏颂负责编纂。至五年成书二十卷，是为我国药典学发展至最盛的时期。以后，宋代的国势日坏一日，因此，药典学也跟着走下坡路，而衰落了。

四、药典学的衰落

从整个纂修药典次数说，以上已有五次了。而第六次的药典，实际仅做了一次校订工作，而且所校订的并不是过去几次政府修纂的本草，而是由一位社会医生所修纂的本草——唐慎微的《经史证类备急本草》。因此，我们应先约略说明他编纂本草的经过。

慎微字审之，成都华阳人，是一位开业医生。医门颇不寂寞，士人有病治愈不受酬，但以名方秘录为请，故每于经史书中有关治病资料送给他，作为编制本草之用。

先是元祐中（1086—1090年），阆中（四川阆中县属南充专区）医士陈承，把《嘉祐补注本草》和《本草图经》二书掺合为一，称曰《重广补注神农本草图经》，计二十三卷。元祐七年（1092年）四月，林希序之。这是我国本草史上把正文、图、图经三本合而为一的创例，因得把《嘉祐图经》保存下来，不致如《唐本草图经》的放佚。其贡献于本草学甚巨，而史家不称之。慎微之书，是把陈承为蓝本，加入经史中有关本草资料和新增本草八种，总1452种，辑集而成，续添的则用墨盖子为别。分三十一卷，称为《经史证类备急本草》。大观二年（1108年）由孙觌、艾晟等刊行，称为《经史证类大观本草》，或《大全本草》，宋朝官修本草之不坠，慎微之功实不可没。

政和六年（1116年）曹孝忠即以慎微之书，加以校订，刊正多至数千字，并其书为三十卷。但曹氏在当时实一佞幸而兼具冬烘头脑的政客，此刊正工作，当属于圣济殿中无名医官，他不过领衔画诺而已，因它是成于政和，故称《政和新修经史证类备用本草》。书称“新修”，实仅“校订”，这说明当时政府已无前几朝代具有发凡起例、名实相符的“新修”气魄了。元初，张存惠又以寇宗奭所修《本草衍义》的药名分条系于《政和本草》之下，称为《重修政和证类本草》，颇行于世。而《政和新修本草》遂罕传。

第七次修纂药典，其动机出于私人的利益。先是《政和新修本草》成书后不及传布江南，汴都开封即遭复没，南方惟行《经史证类大观本草》。至绍兴二十七年（1157年）八月十五日，医官王继先（他原在临安悬黑虎为市招的社会医生）以医得幸内廷，势倾朝野，权相秦桧尚欲极意降接，以相结纳。因欲取媚宫闱，奏请重修本草，至二十九年（1159年）二月成书三十二卷，新添释音一卷，由秘书省修润，共成五册，并元本三十二卷，通三十八册，目曰《绍兴校定经史证类备急本草》。于高宗生母韦太后八十寿辰时进呈，以要恩幸。此书惟增新药六种，合其余总1748种。它于历朝本草形状、性味、功效等皆有刊正，所谓“考名方五百余首，证舛错八千余字”，确是一个不小的补正。而图绘亦精，在质的方面确有提高，而远胜于政和之“新修”。这是宋代所修的最后一部药典。但此书实继先的门徒高绍功、柴源、张孝直等负责编纂，他也不过领衔画诺而已。

第八次药典的修订，已在元代至元二十一年（1284年），由撒里蛮、许国祯二人负责，会同诸路医学教授增修，书成，称为《至元新修本草》。其书久佚，内容不详。

第九次所修的药典，则在明弘治十六年（1503年），由太医院院判刘文泰等三十九人编纂，至十八年成书四十二卷，进呈赐名《本草品汇精要》。计新旧药1815种。内新增药46种，及21种为分条，2种为今定，31种为今移，2种为今退。实际只就《重修政和本草》进行改纂和删繁补缺工作，而割裂陈篇，前后倒置，极为凌杂，只在形式上别立时、地、收、用等二十多字为提纲以示立异而已。但可说是李时珍《本草纲目》体制的先导。然时珍如未入京，或无缘看到它。至此书每药图绘极工，凡本经及书名、人名、提纲字等，并用朱字，诸药本草，皆以五色缋藻成图，丹青焕发，盖当时即有作为大内清玩之意。故书成久秘宫廷，清代康熙间重录副本。至民国十二年（1923年）中正殿灾，与《本草品汇精要续集》同时流落市尘。康熙重写本被帝国主义攫走。一云为北洋军阀某海军部长攫去，后逃匿香港，不知何时此国华得重返祖国。

第十次政府修纂的药典，是《本草品汇精要续集》。其动机盖在康熙三十九年（1700年）政府重录弘治《绘象本草品汇精要》开始的。因当时王道纯、江兆之二人审校本书时，发现字句多有错落，并云校之时珍《本草纲目》，尚少四百八十余条，玄晔遂敕，王道纯等依《本草品汇精要》旧例，据《本草纲目》补之。可谓无知妄作。四十年（1701年）书成，计十卷，称为《本草品汇精要续集》，并附《脉诀》四种，药典学至此，衰敝极了。而1936年书坊始把《本草品汇精要》正、续二书正文移行换格，横加割裂，删去图象，以铅字排印，于是二书遂以糟粕行世，不为识者顾眄，可谓我国封建社会药典学上不幸的结局。

五、药典学的批评

如前所述，政府修纂本草已十次了，每次都含有批判性地纠正前代本草错误而作。如苏敬不满陶注本草可不论，而《蜀本草》多纠《唐本草》，《开宝本草》又为补正唐蜀二朝所修本草的缺误而作，此在封建社会，本朝批判胜朝学术的谬误，可肆无忌惮。但亦有当时本草学家批判前代和本朝钦定本草的错误者。如唐陈藏器（第七至第八世纪时的四明——宁波人）的《本草拾遗》一书，据王继先在《绍兴本草》进表中说，收本草488种。固以广搜怪异药物著称，并首创宣、通、补、泄、轻、重、涩、滑、燥、湿十种药性以为诸药之统属，于我国方剂学上亦有重大影响。但他对陶氏本草和唐本草的批判，实亦不遗余力。《本草拾遗》中另辟“解纷”部分，即为纠正以前本草书的错误而作。

在北宋末年有寇宗奭《本草衍义》二十卷。自谓此书历十余年，至政和六年（1116年）始成。其部次一依《嘉祐补注本草》及《本草图经》二书。他把自《嘉祐本草》和《本草图经》至《开宝本草》《蜀本草》《唐本草》，以至陶氏《本草》等，凡认为有错误的，多加批判纠正。他原是采购药材官员，于本草多所目验，故其批评自多中肯。但也有原书不误而宗奭误评，正如苏敬误评弘景本草一样。不过基本上他的批评是正确的。宗奭于批判诸家本草外，在本草上还有许多新义，颇影响后来的本草学，如以某药为诸药先导，某药为接引某几种药归某经，盖本《本经》："箘桂为诸药先聘通使"而扩充之，实为金元本草书中"引经报使"说的滥觞。他或受当时运气说影响，故倡药之气味和以阴阳五行解释药效。至朱震亨《本草衍义补遗》而大张其词，故李时珍斥其附会。

在《本草图经》方面，也有批判。当文彦博在嘉祐二年建议"重定本草图经"，政府即同意他的意见，后得赐本，嫌《本草图经》药品图象过于繁重，有碍临病检阅，他就"选录常用切要者若干种"，别绘为图册，以便披览，称为《节要本草图》。潞公是当时元老，装着大臣风度，在序中措辞颇为婉转，然其不满《本草图经》品类的冗滥，自亦可于言外得之。

第四节　医经的纂注

唐宋医经之学，因受当时经学注疏的影响，故也向这方面发展。但他们又多为精老庄之学的医家，与南北朝的医家接近，故其内容，也近南北朝释道二家义证之书，颇与章句之学不同。这在杨上善《内经太素》注文中最能说明此点。而吕广、杨玄操诸人所注的《黄帝八十一难经》，王冰《素问》次注，则次之。惟吴人王惟一的《铜人俞穴针灸经》，亦多本《内经》《甲乙经》《黄帝八十一难经》诸书，而参明堂图象而成。他虽黄冠出身，然已属皇家供奉，故其撰次《铜人俞穴针灸经》一书，粹然医家者言，比之上善裁量义例，诠解经旨，则有不及，但作为具体的烧艾下针时检穴之用，固自过之。

一、《黄帝内经》的纂注

《黄帝内经太素注》是一部继皇甫谧《甲乙经》的体例而加注文的书。作者杨上善，唐高宗时为通直郎、太子文学及太子司议郎。这书当成于乾封元年（666年）之后。他精于老庄之学，撰有老庄之类的书很多。但亦精通释典，而有《六趣编》之作。

先从《黄帝内经太素注》的篇章来看，可反映他是受道家思想指导的。他把《内经》有关养生的文章置于全书的第一、二两卷。后来王冰重编《素问》时，虽未看到他的书，但也把“上古天真论”放在第一篇，可谓智者所见略同。即在注文中也贯彻老庄的精神，如顺养篇中引用玄元皇帝（乾封元年二月所上老子的尊号）之说，以释清净藏德诸义，又以《内经》中的圣人为指广成子等仙人。而养生之道应当全面，切诫单豹养内、张毅养外那样片面的养生法。其说亦出《庄子》。但他虽醉心神仙，却反对服用金石之药：“仍服金石贵宝，催斯易性之躯，多求神仙芳草，日促百年之命。”而守广成子“毋摇汝精”之诫。

上善于明堂脏腑经络之学，颇能探流溯源。对它的起始之义，用邹衍类推之说，以释“九卷”十二经水、三百六十五穴等极精湛的诠解，可谓妙达经旨。又释“解部”[1]之义，与现

---

① 按西医的“解剖”名辞，原从日本译过来的。但日人原取我国《黄帝内经灵枢》经水篇中“解剖”二字，不知“剖”为“部”字之误，因“解剖”二字同义，不能成为名辞，当用“解部”二字为正。笔者虽在五十年前作文辨正，终因久已约定俗成，故姑亦从俗。

代局部解剖之事完全吻合。他说："人之八尺之身，生则观其皮肉，切修（循）血脉，死则解其身部，视其藏府不同。"他还撰《黄帝明堂类成》十三卷。

此外，对于《内经》中早期和防变的治疗，及有关医学教育的看法（甘手、苦手诸说），都有创造性的发挥。但在《素问》部分，有时亦承全元起之注。至于古文奥义，则全用许慎《说文》，然《说文》有误者，亦沿而不改，如"炅"为"热"字的异文，屡见于西汉木简的医方中，是西汉前的通行字。乃上善据《说文》音作桂。

自从《黄帝内经太素注》问世后，将近百年，始又有王冰将《内经》中的《素问》部分作注。他有许多地方是用全元起的注文，故林亿等把它的注称为"次注"。但上善之注本，当时因是写本，流行未广，王冰似没有看到它。

王冰的始末未详，林亿引《唐人物志》称其仕唐为太仆令[①]。但他自称是好养生之术的。因见《素问》篇次凌杂、重复，且有阙文，遂把它更易篇第，去复删繁，并加诠注，凡所改易，多用朱笔为识，当时《素问》已缺一卷，自称后得见张

---

① 按有的书作太濮令，可能是"濮阳令"一类地方的守令官名而致误。则冰为地方官而非官廷中专司舆马牧政之官了。

氏完本，加以理董，经十二年而成。他对全元起注本最大变更，就是因为他看到篇第凌杂、重复，所以重定篇章。他的移动，林亿等都据全氏书注于文中或篇目之下。

王冰次注，固有浓厚的道家气息，但比之上善之书，则王氏还是属于北朝早期的易老之学，故往往引证《周易》与阴阳家的文字，并用以经解经之法以注经文。在注释文义上，则上善多达经旨，王冰多循文敷演，望文生训，故为浅学所爱诵。但多失经义。如王冰注“隐曲”之义为“隐蔽委曲之事”，而上善则迳言“大小便事”。当然，在文字学上而言，两家还有未达之处，如在“玉机真藏论”中不知“眩冒”之为“眩瞑”，即“元冥”；在“刺热论”中不知“员员”即“贞贞”之形讹，因为与《汉书》淳于衍下毒使许皇后头“岑岑”之二字音义相同；在“刺禁篇”中不知“鬲肓”即“膏肓”等。

二、黄帝八十一难经注

自东汉有人纂《黄帝八十一难经》之后，其文深入浅出，盖本训蒙而作，故风行南北。但亦以其托名秦越人所著，故有人起而作注，使它更适合那一时代的精神。孙吴时太医令吕广的《黄帝众难经注》，实为难经中第一部有注的书，自后作注者日多。

《黄帝众难经注》一卷，吕广撰。广吴地人，曾为孙吴时的太医令。他除撰此书外，还有《玉匮针经》二卷、《俞穴经》[①]等书，后人因将《玉匮针经》一书与西凉时敦煌人张存的《赤乌神针经》相混淆，误作吕广是孙权赤乌二年（239年）的太医令。其实赤乌为沙州村镇之名，张存是此镇中人。拟《敦煌实录》记张存针术之神有云："张存善针，存有奴好逃亡，存宿，行针缩奴脚，欲使则针解之。"杨玄操说吕广精于老庄之学，然其注多据《内经》《脉经》之文，虽少新义，但也无大疵类。或因隋时政府已立医学，《黄帝八十一难经》被用作课本，当时身为太医者自不愿标新立异，故其辞平衍而少崖岸。宋虞庶评吕注说：多不赅经旨，亦不过执其一端而已。书仅一卷，尚未注完，唐后转晦，赖杨玄操采其书而得流传。其《玉匮针经》，在敦煌所藏的唐人《五藏证》中，尚引其遗文。[②]

继吕广而为《黄帝八十一难经》作注的，就是杨玄操的《集注难经》。玄操事迹，仅从他的自序中所述，知曾担任

① 按《甲乙经》卷三校引吕广《募穴经》，知广为孙吴时人，是皇甫谧之前辈，《募穴经》可能即《俞穴经》之异名。

② 参看拙撰"黄帝众难经注、玉匮针经作者吕广的年代问题"，1957年10月号《上海中医药杂志》。

过歙县尉。唐张守节作《史记正义》时引其书，知玄操为唐初人。他大概受当时“经典注疏”一类书的影响，还作了许多有关医经音义之书。但他自序，却又似以深嗜老庄之学自喜。玄操此书突出之点，在于改易《黄帝八十一难经》篇第使之简化，即把八十一篇的复杂文字，归并而为十三个大类，增强读者的概念化和记铭力，但到了十三世纪时，吴澄又从十三类迁并而为六类，则进一步的概念化了，但过分归并，具体的内容就会被抽象的概念所代替。

至于注文，是为吕广的补阙引申而作。他为了统一寸、关、尺三部下指的距离广狭问题，引证同时流传的许多《脉诀》——华佗、王叔和、皇甫谧诸家的“脉诀”，而肯定每部一寸之说。至今奉行。

由于《黄帝八十一难经》基本上是一部《内经》的简本，言简意赅，颇便蒙诵，故有许多人为之作注，至宋注者更众，嘉祐间（1056—1063年）有济阳丁德用，治平间（1064—1067年）有陵阳虞庶，元符间（1098—1100年）有青神杨康侯。这些人的《黄帝八十一难经》注解都已亡佚了，幸有建安李元立以杨玄操书为底本，选录上列诸人之书作成了一个集子，称为《集注八十一难经》，刊于家塾。其中题丁德用为补注，虞庶为再演，杨康侯为继演。并称王九思为校正，王象晋为再校正，石友谅为音释，王惟一为重校正。这集子后来书估因李元立声名不大，改题韩林医官尚药奉御王惟一的《集注黄帝八十一难经》。现在所见日本林衡[①]刊于《佚存丛书》的就是这个本子。其实王惟一是天圣年间已上了年纪的医官，不会替元符间人校书的，元立拉他作再校正固然错误，后来改为惟一的书，那更错误了。但具名惟一的五家注《黄帝八十一难经》，在元吕复所看到的已这样了，大概也就是林刊的祖本。其实惟一对《黄帝八十一难经》是一个没有什么关系的人。

由于此书的保存，我们得见自吕杨至宋元符以前对于《黄帝八十一难经》注释的概况，在宋人诸注中，自以庶民出身的虞庶的诠注最为赅博。丁德用绘制的图，也是《黄帝八十一难经》中别创生面者，其后作监簿王宗正撰《难经疏义》，则有病象图，如《阴阳盛虚汗下图》之属，并为明正德时张世贤《图注八十一难经》之先河。它们对理解《黄帝八十一难经》的本义方面是有帮助的。

三、明堂针灸书

唐代明堂针灸所用的是南北朝留下的书。如张存《赤乌神

① 参看文廷式《纯常子枝语》卷三十一的考证，知天瀑山人为林衡之号。

针经》、秦承祖《明堂图》、龙衔素《针灸经》，及吕广《玉匮针经》、甄权《明堂人形图》等书。明堂之学，以甄氏书为后来居上，故能风行华裔，为孙思邈诸人所推服。思邈对《赤乌神针经》《针灸经》《玉匮针经》诸书都有不满的意见。然《赤乌神针经》《玉匮针经》等在唐代实为风行之书，有的且作为医学（校）的教本。

除甄氏书外，在显庆后又有杨上善的《内经明堂类成》十三卷。此书现虽仅存"手太阴经"一卷，但据上善"自序"，则因当时奉行的古代明堂三卷本，多错综复杂，首尾难究，这书是依十二经脉为分类，每经一卷，又"奇经八脉"为一卷，并为作注，盖受当时流行曹氏《黄帝明堂偃侧人图》一类书的影响。因它也是一经附一幅图的。由于此书分类明晰，故颇便临床针灸师的检用。

此外，还有《内经中诰流注图经》，盖当为《黄帝内经》中有涉及经脉孔穴之说而作图解的书。王冰作《素问》次注时，亦依所用的部分而屡易其名[1]，实即一书也。然自北宋初

---

① 按王冰注《素问》时引用的《内经中诰流注图经》，而又有《中诰孔穴图经》《中诰经》《中诰流注经》《中诰图经》《黄帝中诰图经》《经脉流注孔穴图经》《古经脉流注图经》等，可能都是一书。我在辑录《全汉三国六朝唐宋医方》时，也把它们归为一类，但在文后仍注明所引的书名。

创用《铜人俞穴针灸经》后，代替了《明堂偃侧流注》一类之图，也可说是明堂学上一种革命，同时又是唐后明堂图注一类书衰落的原因。

四、铜人像——明堂针灸学上的创制

宋代时明堂针灸学的革命表现在“铜人”的创制。自五代至宋初，医家犹行唐之明堂针灸书。但至天圣初年，在这方面发生了巨大的革命。即把向来写在绢上及纸上的平面明堂偃侧图象，改为用铜铸的立体铜人像。

先是仁宗赵祯以当时流传的《偃侧人形图》分寸俞穴多不相同，命翰林医官尚药奉御王惟一根据《内经》《甲乙经》及参用古今治验之书，删去日相、破、漏等迷信的话，编成三卷进呈。但仁宗还以为俞穴分寸多少注释不能统一，且传写易误，仍命惟一“考明堂气穴经络之会”，“复令创铸铜人为式，内分腑脏，旁注溪、谷、井、荥所会，孔穴所安，窍而达中，刻题于侧，使观者烂然而有第，疑者焕然而冰释”。此实世界上最早的立体生理模型。当然它可能还与《列子·汤问篇》所言偃师人像（傀儡）的思想有关，那末它的渊源更早。因此，王惟一的明堂针灸书，就成为“铜人”说明书。它在天圣四年（1026年）进呈。命夏竦为序，名曰《新铸铜人俞穴针灸图经》。医官院嘱将做院铸“铜人”式二躯，于天圣五年上于朝。即以其一置医官院，一置相国寺。七年闰二月又将惟一书印本分赐诸州。惟宋人王瓘《北道刊误志》注称“仁济殿立铜人式二，并刻针灸经于石，仁宗御篆，夏竦撰序”之说。微有不同。仁宗御篆碑额元时移置北京三皇庙。

自汴京陷后，石遂不存。而“铜人”在元至元时（1264—1294年）自汴移至北京，其后像亦昏暗和阙坏了。后至元二年（1336年），由尼泊尔匠人阿尼哥重为修整，“关鬲经脉皆备，金工叹为至巧”。至惟一的《俞穴图经》原将针灸避忌日神等迷信话删去，但在金大定二十六年（1186年），竟有自称“平水闲邪聩叟”的窜入《针灸避忌太一图说》，大失惟一原书之旨，真“邪聩”之叟！据说惟一原书元元贞初（1295年）石刊于北京的三皇庙，正统八年（1443年）又重刊之，三月英宗为之序。自后明堂针灸之学，已不复有何发展，惟建炎二年（1128年）庄绰辑录《千金方》以下诸书有关灸膏肓穴法，作《膏肓俞穴灸法》，甚夸灸膏肓穴之神，实为独穴灸法专书的嚆矢。金元时有何若愚、窦默等提倡“子午流注”之说，括作歌赋，以便记诵。

第五节　传信方及其流变

由于封建社会经济发展的不平衡，医药事业一向集中在城市，穷乡下邑，医药多付阙如，多数的人民，除了巫医外，都靠他们自己流传的验方去解决，他们对验方的传授向来是重视的。据说春秋时孔子的学生宰我使齐回来向他报告所见之事说：齐有大臣梁邱据被虺伤治愈后，有人把这治虺毒方献给他。我说，你们还要梁邱子再遇虺害吗？众人说不出什么话。孔子独言：梁邱子遇虺害而获瘳，恐怕以后有和他同病的人，必问他所以治好的方子。①这虽是寓言，但可看出很早已重视验方传信的意义。

这类民间流传的验方，当时多有治疗的事迹，它是验方汲取不尽的泉源，而多为医家所采用。但也有不习医的人把它们收集起来，作为民间流传之用，这就是近人所说的“素人医学”，或民间验方之属。

---

① 参看《孔丛子·嘉言篇》，此据《御览》引。按卢文弨为杨璿序《寒温条辨》中，“孔子”作“晏子”文亦省略，今《晏子春秋》无此事，但卢氏必有所据。

在第九世纪初叶，经方学上又出现了一个新的境界，即社会上有地位的人，搜集民间医方并加以宣传。这主要是为穷乡僻壤，找不到医药，而又不相信巫医，把相传简单的验方加以集中，以便更适当地使用。这也可反映当时社会的不安定，人民经济的穷蹶，不能有钱请医生，买贵药来治病，只能自己解决自己的痛苦。其特点是方药单省，且多易得之贱药，只述病状，不重脉诊。它在唐初已有人把由畸零的单方，发展为丛集的医方。如有人于唐显庆后，把验方刊于北齐龙门师道兴造像之下，以备往来行旅患病者采用。后人称为“龙门方”。但无经验事迹。而刘禹锡在元和十三年（818年）的《传信方》，就是搜集民间治病有事迹可传的验方而成的。其间也有一部分选自宗旨与它相同的古方书。

禹锡（772—842年），字梦得，彭城人，诗人。据他在元和十三年自述撰集《传信方》经过，说是在连州时薛景晦送他验方十通，又从行箧中积得的验方五十多首而成。因每首“皆有所自，故以传信为目云”。盖亦取《春秋》“信以传信”之义。此书共二卷，见于《新唐志》，早佚。然犹被引见康赖《医心方》、唐慎微《本草》诸书者尚四十多首。但已多有删节。

禹锡《传信方》后，又有南唐王颜的《续传信方》。颜字绍颜，是一位职业官僚，并善书法。他的书虽体例略同禹锡，但已不及禹锡书的亲切。不过辑录以前验方事迹。我们看它现存的部分，只有用海桐皮一方是通过自己体验的。叙述上不及禹锡谨严。

其后宋靖康中（1126—1127年）有卞大亨《传信方》一百卷，淳熙七年（1180年）有吴彦夔《传信适用方》二卷，为钞录古方之有姓氏者，肘亦记得方人小传于方后。金元有王氏《传信方》，明则有郑鸾《传信方》八卷，并仅有传信之名，而不引证事件。所谓名同而实不同。

医方传信之书，固创自不以医为业的知识分子，其后代有续作。以至渐又转至医家之手，而变其体例。如南宋初，有进士出身的许叔微作《普济本事方》正续各十卷。他在序中自云，取唐孟棨《本事诗》、杨元素《本事曲》的名义，谓“皆有当时事实，庶几观者见其曲折也”。与禹锡《传信方》的立意相同，但它的内容却介于“传信方”与“医案”之间。实则远在北宋熙宁十年（1077年），武昌草泽医党永年的《神秘名医录》一书已开其端了。因其中既录名医脉案，又有民间流传的单方也。叔微字知可，真州（江苏仪真）人，虽以科第起家，而实以医术名世。为南宋初年的大名医，南渡后流寓临安。著有《伤寒百证歌》等书。其说行于淮甸及两浙。金有刘智《经验普济本事方》。内容相仿，而更偏于医家者言。离禹锡书更远。

叔微书南渡后既流行东南，自然产生了一定的影响。后来经验医的权力，又被不知医的知识分子所掌握，如庆元二年（1196年），郭坦撰《备全古今十便良方》四十卷。王璆集《是斋百一方》三十卷，嘉定九年（1216年）刘信甫《活人事证方》前后集各二十卷，咸淳二年（1266年）朱佐《类编集验医方》十卷等，其书均具有禹锡《传信方》的体例。

同时又有另一个发展，即许多士大夫阶级，好把家藏经验方编集刊行，一时亦有云蒸霞蔚之观。如淳熙五年（1178年）杨倓编《家藏方》二十卷，十一年（1184年）朱端章编《卫生家宝方》六卷、《汤方》三卷，庆元三年（1197年）方导编《家藏集要方》二卷，宝庆三年（1227年）魏岘编《家藏方》十卷等，并为《传信方》的别支，而于医学的普及和流传，其贡献往往出于身为"良医"的方案之上。

至于文人辑录古今验方，那是很早之事，在这时期而言，则在唐有陆贽的《集验方》，在宋则有苏轼、沈括、方勻、庄绰诸人所辑的医方。而陆游《续经验方》二卷，则续其先人贽书而作。乾道六年（1170年）洪遵亦作《集验方》五卷。惜除洪氏书之外，多已亡佚。而北宋林灵素所辑《苏沈良方》十卷，今亦尚有全书，可窥苏、沈两家验方面貌。

第六节　局方学

如前章所揭的，中国和印度交往很早，在医学上除了眼科之外，很少产生什么大的影响。但自从阿拉伯人发展海上交通后，西方香药大量输入我国，在经方学上产生了深远的影响，那就是出现了局方之学。

香药的输入，固远在汉魏已经开始，那时它们都被上层社会中人当作焚烧和美容等享乐之用，但已约略侵入经方领域了。到了此一时期，香药遂大量输入，致我国原有的经方面貌日渐改变。到了局方时代，它已被浸沉在一片“香海”之中了。此外并成为食品中的元戎、果子药中的主帅。

局方学的形成，当在北宋时代，即熙宁九年（1076年）六月，政府把太医局开设的“熟药（成药）所”改为“官药局”，亦称“卖药所”，为政府公开售卖成药的嚆矢。至元丰元年（1078年），即以“官药局”的熟药，医治现役兵夫。又“诏天下高手医，各以得效秘方进献。下太医局试其效验，依方制药鬻之”。并把此等有验的医方，编为《太医局方》十卷，“仍摸本传于世”。是即《和剂局方》的前身，也是世界最早的“药局方”，较之西欧，我国要早一千年了。

由于“官药局”营业的发展，制药的“和剂局”亦相应扩充，全国各地均有分局，各局并取得验方，大观中由陈承裴宗元陈师文等把它们编成《和剂局方》五卷，凡二十一门，计方二百九十七道，称为“监本”。南渡后，因熟药业发展，各局续有验方。自绍兴、宝庆、嘉定、淳祐诸朝逐年都有局方加入，把它扩大为十卷，称为《太平惠民和剂局方》。然已到了方药冗滥，并多脱误地步，有如周密所举牛黄丸方之事。

此等“局方”已成为一种企业的宣传品，对社会影响很大，如元朱震亨《局方发挥》序中所说的，“可以据证捡方，即方用药，不必求医，不必修制，寻赎见成丸散，病痛便可安全”。而就现存所见的“局方”，如治风诸门中的熟药，几全由香药所组成的。其次又多为参桂乌附肉苁蓉鹿茸钟乳硫黄等燥热之药，亦即当时上层社会所喜爱的“暖药”。由于“局方”是一种企业的宣传品，各方治疗功效不免夸大，故有不可尽信之处。但它是后来药店中丸散膏丹等熟药说明书的祖师。我们从现存的此类说明书中，还可以看出有关熟药的经济概况。

由于“局方”是官书，并极普遍，所以当时医家很受影响，几乎所有的医方，都以“辛香温燥”之药为主要组成部分。最著的有陈言《三因极一病证方论》，虽然《金匮要略》“三因”为名，而实发挥“局方”之学。其后有永嘉王硕的《易简方》、亡名氏的《校正注易简方论》、孙志宁的《增修易简方论》等，于“局方”并有阐发。然不久即由王硕之书引起论争的，则有硕之同乡卢祖常的《续易简方论》、施发的《续易简方论》，并含有批判“局方”之意。如施氏原也是反对用“局方”热药以治阳病的医家。但“局方”是官修书，所以他们只能曲曲折折地批判。直到易代后元朱震亨作《局方发挥》，“局方”才正式受到批判。

第七节　诊法的骈枝

这时在诊法上虽然有不少《脉诀》一类书，但都不能脱去原有的范畴。如萧世基的《脉粹》、施发的《察病指南》诸书，都不过便于初学。而施发书中所作的“诸脉图影”，开始把脉的波状，绘于纸上，为明沈际飞《脉影图说》所本。然古人于脉已有“心中了了，指下难明”之叹，此种脉影，自亦难于在实际上施用。但就脉学的历史而言，它是世界上最早描绘的脉搏形象图。

惟此时期又出现了许多新的方法，如望诊上出现了小儿“脉形法”，其次为“太素脉”及“三点脉法”等。

一、脉形法

据说在唐贞观时（627—649年）已有了。因《新唐志》有王超《仙人水镜画诀》一卷。注曰“贞观人”。但至宋初如《圣惠方》等书，尚未提到它。可是后来个别儿科书已记有此种诊法了。而绍兴中刘昉《幼幼新书》始收有《仙人水鉴》，《仙人水鉴》的小叙中说把它编为歌括。盖北宋后始渐流行，旧题钱乙《颅囟经》[1]亦载之。所谓“脉形”，就是儿科医生诊三岁以下小儿之病，只看第二指三节静脉的形色变化而定，号曰“三关”。“脉形论”说，则看“近虎口之位，号曰‘风关’，其次曰‘气关’，在其指端，号曰‘命关’”。本来乳子诊脉，《素问》也已提过的。此或因当时医家以婴孩脉搏细小，以为诊脉难凭，遂创此法。元明后儿科医家，无不废脉而奉三关之诊。

① 箧中有旧抄本钱乙《颅囟经》二卷，凡98论。与四库本绝异，盖即宋志著录者。

二、太素脉

这是唐开元后（713—？年）才开始流行的一种脉法。而王安石疑古无此法，但知（智）缘以为可以春秋时秦医诊晋侯之脉为例，其实是一种诡辩，它主要是以诊脉之名而决夭寿穷达，近于风鉴（看相）一类的方法。后来医家也把它用来诊断病人生死之决。它最先似见于唐李肇《国史补》，说名医张万福诊柳芳之子登的笃病，而决他不但病可自愈，还说他富贵寿考之事。其后段成式《酉阳杂俎》也有相同记载。康骈《剧谈录》更载“咸通乾符中（860—874年）京师（长安）医者续坤，颇得秦和之术。详脉而知吉凶休咎，至于得失时日皆可预言”。北宋的名医多受它的影响，如郝允、僧智缘诸人，并精其术。其后称为太素脉。据庄绰《鸡肋编》说，太素乃是人名。它引李文和序称：“本唐隐者董威辇以授张太素，太素始行其术。”颇疑太素为张万福的字号。然后人又附会为唐末樵者得于崆峒山之石室中。不过都可说明唐时已有此种脉法了。现在尚可从《永乐大典》诸书中看到元人詹炎举的《太素脉诀》一书的鳞爪。而明季王文洁的“太素张神仙脉法诀玄微纲领统宗”，亦其苗裔。今犹行于世。

三、三点诊脉法

这是南宋刘开所创的。开字立之，号复真，南康（江西南康）人，在淳祐中（1241—1252年）以“草泽医”的身份被召入禁廷。据元延祐五年（1314年）佚名者叙开之《脉诀举要》，说他的诊脉是“先以食指候病人寸部，次移指候关部，至于尺部，亦若是焉”。佚名者以为他之创用此种诊法，“盖人之食指审察轻重，最真也。故时人称之曰刘三点”。此种诊法，颇震惊一时，而周密《齐东野语》又有用指点诊三部之脉的严三点其人，盖出道听途说，误刘为严。明冯梦龙辑次元人罗贯中的小说《三遂平妖传》中，并把他拉到神宗朝与文彦博为同时的名医。故更为妇孺咸知之事。乃丹波元胤《医籍考》又别出严三点《脉诀撮要》一卷，显然受此等错误的影响所致。至清道光时梦觉道人的《三指禅》，则与此无关。

第八节　预测的病因学——五运六气

古人很早知道气候寒燠和雨旸，对生物的繁杀，及传染病的流行都有关系。巫觋出身的天文学家已经注意及此。他们创用九宫八风之说，作为预测一岁中庶物的良恶，如秦汉间的魏鲜，以元旦觇候八风的方向，而定一岁中民之疾疫与岁之良恶如何。《三辅旧事》则谓汉作灵台，以四孟月登台望候五气，预占一季中要发生那些疾病或兵灾等事。其后孟喜又创用“卦气说”，以推步望气之法，据晷影长短，于冬至前，觇候岁气——二十四气、七十二候——是否准时而至，或未至而至，至而未至，为卜来年人民的康宁或要患那些病（主要是传染病）的准则。如《易纬》《易通卦验》等书，都有此种记载。这类与卦气有关的易学书，由于它们都是说未来吉凶悔吝与夫灾异之事，所以称为纬候或泛称谶纬之说，东汉时亦称“内学”。

当时医家也受此种学说的影响，所以在《灵枢》中就有“九宫八风”及“岁露”诸篇。“伤寒例”所引《阴阳大论》中也提到“斗历”，而《金匮要略》《黄帝八十一难经》中，都有用卦气说以觇疾疫，但也是预占当年或一季中的疾疫，而没有如“五运六气”那样可以用它来预先排演六十年中某年当发什么疾疫之格局者。由于它提供了医家在传染病学上的一个论据，故极为流行，尤以金元以后医学为最，所以它支配中国病因学将近千年的历史，造成中国医学衰变的一个主因。

一、运气说的出现年代

“五运六气说”是公元第十世纪左右才出现的。但学者多说它是唐王冰所造，及有人把后人窜入《素问·六节藏象论》中的运气说作为据，这些话我在“五运六气说的来源”[①]中已辨明其妄，故可勿赘。它之所以在这时产生是有历史背景的。当唐代末年，军阀割据，造成五代十国那样分裂的局面。当时不仅广大农村受到严重破坏，而且疫疠横行。那些不得志的知识分子，却多独善其身，“隐居求志”，以玩《易》为消遣。这方面的著名人物有陈搏、阮逸等，他们多好托古伪造《易纬》一类之书。时有道士许寂（856—936年）则伪托王冰之名，作《元和纪用经》一书，以运气说来运用医方。而《素问》中自“天元纪大论”以下七篇的运气说，当亦在这一前后时期出现。

二、五运六气说的本质

运气说是属于“式占”范畴内的一种有关医学上预测的病

① 原文载《医史杂志》第三卷第一期（复刊号），1956年3月华东医务生活出版社出版。

因学。它是用甲乙丙丁戊己庚辛壬癸十干配合木火土金水五行为“五运”，属地；风寒暑湿燥火六种空间现象为六气，属天。五运中的十干与五行配法是：甲己之年为土运，乙庚之年为金运……此种配属法与一般五行说不同，伪注引《阴阳法》说是干合：“甲己合，乙庚合……”但仍难说明它。这里是根据望气与月建之说而来的，故其说有三：其一，《素问·天元纪大论》注说，“太始天地初分之时，阴阳析位之际，天分五气，地列五行……当时黄气横于甲己，白气横于乙庚……”故甲己属土，乙庚属金。其二，以五行、二十八宿配合十干方位而成，如五运行大论引《天元册文》说：“丹天之气，经于牛女戊分，黅天之气，经于心尾己分……”丹属火，故戊、癸年为火运；黅属土，故甲、己年为土运。余准此。其三，是以每年第一月的月建寅位上所属的支名而来的，宋刘温舒《素问入式运气论奥》论五音建运说：“丙者火之阳，建于甲、己岁之首，正月建丙寅，丙火生土，故甲、己为土运；戊者土之阳，建于乙、庚岁之首，正月建戊寅，戊土生金，故乙、庚为金运……”前二法并属望气而来。实则三法中“月建”最有根据，能符合当时起运的本质。余二法不过以望气来迁就五运，恐属后起之事。

六气在《内经》中还是没有的，它只有“风寒湿燥火”

五气，运气中的六气——风寒暑湿燥火，据："天元纪大论"说它是"天之阴阳也，三阴三阳上奉之"，而"木火土金水"，则是"地之阴阳也，生长化收藏下应之"。因而构成"厥阴风木"，主春；"少阴君火"，主春末夏初；"少阳相火"，主夏；"太阴湿土"，主长夏；"阳明燥金"，主秋；"太阳寒水"，主冬。其实，此种配搭是很勉强的。因为"火"有二行，而"燥"其实也可属于"火"的范畴，所谓"火就燥"，刘完素《素问玄机原病式》亦有此说，故剩下只有三气了。但当时因见火有"君火""相火"之异，而金又用"纳音"之说，以创"燥金"之名；谓"庚之妹辛，三十嫁丙，庚旺，辛归；辛归时带火气归，故金化燥也"[①]。此盖从"五行书"中来的。金中有火，本五行家的"杂五行说"。因此，它们所属的四季说，也是勉强的。因它这里有二个春、三个夏的时节。

由于运气学家要预知来年人民要发生些什么病，所以必须"先立其年，以明其气。金木水火土运行之数，寒暑燥湿风火临御之化"。其法是用"式占"的。故其"主运图"中分五格以填五行之运，填有风、暑、湿、燥、寒而没有火，大概

① 参看《玄珠密语》卷十，"生禀化源篇"第二十九。

以“燥”代之吧，图轮中有六个辐格，以置“厥阴风木、少阴君火、少阳相火、太阴湿土、阳明燥金、太阳寒水”等六气。其中小轮则置五运。在上之气为司天，主岁之前半年；在下之气为在泉，主岁之后半年。左右四格则为“间气”，中为“客运”。因它是每年轮转的，故除主运、主气不变外，其客运、客气，并随岁序迁移。

由于它是属于九宫公占的，故其起运亦按九宫之说，即从年前的大寒日终气——太阳寒水之最后一日，盖本九宫数一之序，以北方寒水为起首也。[①]又由上下临御，阴阳五行干支的生克承制关系，而得出那几年是太过、不及、平气等三个不同类型的运气，因而得能预先知道来年以至在这六十年中每年发生那些病——太过、不及之年（皆要发病），平气之年（少病），所谓“上下相遘，寒暑相临，气相得则和，不相得则病”。但也有参照魏鲜“四始”来决定有余、不及、正岁的，如《素问·六元正纪大论》也用四始之说，来预测当年是什么气：“常以正月朔日平旦视之，……运有余，其至先；运不及，其至后，……运非有余不足，是谓正岁，其至当其时也。”其平气年中有属“岁会”“同岁会”“天符”“同天

① 考看隋萧吉《五行大义》卷一所引《黄帝九宫式经》。

符”“太一天符”“直符”等。由于十干的阴阳，五音（角、徵、宫、商、羽）的太、少等相刑相抵，五色望气，“亢则害，承乃制”。及所谓“有余而往，不足随之；不足而往，有余随之”等关系，故造成以上各种不同的“平气”年。“干德符”则以交运日与干相符（即“干合”），亦得平气之年，见《玄珠密语》《运气论奥》诸书。但除“岁会”“干德符”外，自《素问》七篇以下诸书不称它们中有“平气”年。然以天运加临，地运相乘，虽平气之年，亦有不免于病。

运气说不仅影响了我国医学历史上的病因学，也影响治疗学、药理学、药剂学。除了“相火”，因运气中有奉行君命行事而把它提到“君火”之上，为河间学派所重视外。首先在治疗学上影响最巨的是：明清温热学家口诵心唯手摹，皆不离“六淫”说。如“至真要大论”以五味六药治“六淫”病。有曰“风淫于内，治以辛凉，佐以苦；以甘缓之，以辛散之”。其余“热淫”“湿淫”等亦准此说。乃宋名医孙兆以《素问》中的“六淫”是由《左传》医和诊晋侯之病所说的“六淫”而来的。至今医家并以“六淫”为“六气”的代表名辞，而不知其误。因医和所说是指六个时候近女色而言，也就是“淫欲”之淫。而运气中的“六淫”之“淫”，有“太过”“淫滥”之意，为指六气“太过”得病的名辞。故有“热淫所胜”“寒淫所胜”诸说。而没有“热淫不及”“寒淫不及”的话，然亦有运气学“专家”的“著作”，竟以“六淫”有不及之义。

又按病机而定治法，如曰“用寒远寒，用热远热”。又曰“治热以寒，温而行之；治寒以热，凉而行之……”为金元医家刘完素等所取法。还有关于“坚者削之，客者除之，劳者温之”等，也是金元医家所取法的话。

在药理学上，则至真要大论中强调诸药五味所发生的作用：“辛甘发散为阳，酸苦涌泄为阴，咸味涌泄为阴，淡味渗泄为阳；六者或收或散，或缓或急，或燥或润，或软或坚；以所利而行之，调其气，使其平也。”此盖据“藏气法时论”言五味之药而有进一步的发挥，并结合到六气之病上去。它对毒药与六气病，也比以前有进一步的联系。如“五常政大论”说：“能（耐）毒者以厚药，不能（耐）毒者以薄药。”又曰：“大毒治病，十去其六；小毒治病，十去其八；无毒治病，十去其九。”这“无毒治病”，实开后来苏派医生好用甘淡药的“薄剂”之法门。但它并未放弃毒药，而是“有毒无毒，所治为主，适大小为制也”，亦在人之如何量病施用而已。因此，它又把《神农本草经》叙录中提出的“诸君臣佐使”的用药法则，移于方剂学上，故至今沿用。

此外，它也用于诊断学上如脉法等，虽学者代有绍述，但难于施用，故影响不大，仅成文具而已。

三、运气说的分歧

自第十世纪的五代时出现了运气说后，不仅因其窜入《素问》中以经典之说风行于世，引起医家的重视，而且也为学者所注意。但因它在当时还是初创的学说，不免有粗糙和不完备之处，且作者亦不一家，其说不同，故亦引起学者不同的意见，这在林亿等校正《素问》时已经多所指出。而沈括对于岁运的“主气”“客气”之说，认为他所看到的运气书，都不能符合“客气”之义，以为属于“四分历”或“主气”之事。如他举出“相火之下，水气承之；土位之下，风气承之”的话，也是“主气”而非“客气”。然括所举的“相火之下……”之文，今亦见“六微旨大论”中，属于“居气”，也即《玄珠密语》中所说时化中的“客气”和“小间气”。而括所见运气中的司天在泉，尚有称“天政地政”的。

当时专著的运气书，亦岔然并出，故尽有不同之说。如《玄珠密语》《天元玉册》诸书。

《玄珠密语》十卷[①]，托名王冰撰于唐麟德元年（664年），其年代与冰之生存年代不符，姑置不论。就其书的内容而言，除了卷十最后一篇——六元还周纪篇与《素问》之“六元正纪论”相同外，余多不同，主要的为《玄珠密语》多用星占灾异之说，其叙述加临之法，亦有不同。而天刑、脱临诸运，都是《素问》七篇中所不见者。其天刑运略当《素问》中之岁会，同天符之平运。至南北政，《玄珠密语》较有明确的说明。它仅施于司天而不涉于在泉，又以“凡木火金水运，皆北政司天，只土运南政司天也”，都是《素问》所没有的。而南北政推迁之法，则与“客气”的推迁原则相同：如北政司天，即以左在西，右在东；南政司天，即以左在东，右在西。其具体含义和方法，即南政司天，自干顺行于支，次用支数加生成数，即得；北政司天则逆行，即自干至支右迁逆数，次加成数，即得。《天元玉册》亦有南政顺行、北政逆行之语。是并六气中司天推迁之法。既不以十二支之阴阳分南北政，其用更不限于只切诊少阴脉一途。而明清学者，诠释纷纭，然犹未远离它的本质——式占的范畴。乃道光十七年（1837年）陆儋

① 按今流传本有十卷本、十七卷本二种，均为行笈所置。十卷本内容反多于十七卷本。本书所参考的即十卷本。

辰只据《素问》七篇之文，作“运气辩”，以周天黄道之说附会之，夸为独识。那连它的本质都失去了。后人习焉不察，漫从其说，亦学而不思之弊。其他异点，不复枚举。

《天元玉册》三十卷[①]，也是托名王冰撰的。它的诠解运气诸说，重在推步，而卦语、式说，亦纷然错出。尤其星占灾异之说，视《玄珠密语》尤繁，几与史传中之《五行志》及星书《开元占经》无别。其第十七卷至二十二卷，尽出星占之书。第二十七卷至二十八卷则言“九宫”。并屡有阿拉伯传入十二兽宫之说。其南北政之说，名类最多，并绘作手鉴图，也是运气书中所仅见。而司天司地，正化对化诸说，更殊于《素问》中的七篇。

《玄珠密语》《天元玉册》两书，可能都是运气学上的初期撰述，或者裒集各种运气书而成，故语多重复拖沓，而没有如《素问》七篇合于医家所用的那样纯化。虽然，其中也还有重复拖沓和有灾异一类湔洗未尽的话。至北宋时赵从古的《六甲天元运气钤》[②]较为简要，从古曾与精通运气学的赵峦讨论

---

① 行箧所携的《玉册》，是成化二十三年（1487年）仅存二十八卷的写本，内缺二十九至三十卷，中又缺第十、十一两卷。实存二十六卷。这里用的即据此本。

② 我所见的《六甲天元运气钤》二卷，是南宋刻本。

运气诸说。峦号晋阳山人，撰有《六气遗注》三卷。及刘温舒在政和七年（1117年）所作的《运气论奥》诸书，并不失《素问》七篇的轨躅，仅名辞方面有所增减。盖运气之说，自北宋中叶后已渐趋统一。

四、运气说的流行和其反响

自产生运气说之后，由于它对传染病的理论方面，增加了新的依据，故很快地就被医家所接受。两宋以来伤寒名家除庞安时、郭雍诸人卓然不沾运气之说外，他如韩祗和、杨子建、史堪等，多用运气说来诠解伤寒。徽宗时道君赵构佞道，故政府尤大力提倡，在政和七年（1117年）十月一日发布第二年的“运历”（历本）中，竟预载政和八年中人民所患那些传染病的话。并于当时所撰的《圣济经》《圣济总录》都把运气之说辑入，还在医学教育上作为教材，考试医生，也作重点，其说遂为医家之“显学”；因有“不读五运六气，遍检方书何济”之谚，表示它在医学上的重要性。

金元医家更奉运气说为诠解“新病”和药理、治法等的论据，因而分裂了传统的医方学。其先成无己已用其说注解仲景《伤寒论》，而刘完素、马宗素、程德斋等，并有运气学之专著。德斋且创“汗瘥棺墓说”。元时坊贾又把它附刊于成无已的《注解伤寒论》之首以行。[1]明清医家撰述尤繁，不能尽举。

但是运气说对传染病不能有任何的预见性，是极显然之事。运气家固亦心知其事。但它们乃归于地理高下与气候不同的问题。沈括于此亦有辩解，以为“一邑之间，而旸雨有不同者”，故运气之差谬乃由医家不知通变所致，非运气本身之事。南宋王炎的“运气说”亦然。果如他们之说，那末以运气来预测未来病因的意义已无法存在了。

因此，当时就有人反对此种近于宿命论的运气说。最著的有泗州名医杨介，就不信运气。他对黄庭坚说：“视其岁气而为药石，虽仲景犹病诸也。”南宋年间托名褚澄的《褚氏遗书》中，亦假尹彦成之问，反对得更彻底。以为“天地五行，寒暑风雨，仓卒而变，人婴所气，疾作于人，气难预期，故疾难预定；气非人为，故疾难预测；推验多舛，拯救易误，俞扁弗议，淳华未稽，吾未见其是也”。

元明以来，反对者亦层见叠出。如善于伤寒温病学说的王履、何瑭、黄仲理之流，并有异议，瑭且指出古本以天干纪五运，地支纪六气，以纠正“天元纪大论”诸篇用年岁干支

① 见元至正乙巳（1365年）西园余氏重刊成氏《注解伤寒论》所附图。

分管六气之误。他若缪希雍等，攻击更不遗余力。尤其希雍言之最切，王肯堂曾记其亲与论难之说：“余友缪仲淳，高明善医，至排斥五运六气之谬不容口。余以王炎、沈括之说析之，亦不服。盖未虚心而细求之也。”乃希雍裔孙问，既作《三因司天方》，复造希雍晚年自悔立言之误，则问当胁于时好，既不能承其堂构，又谬造妄言以诬厥祖，可谓不肖之至了。

清则有张倬、何梦瑶、徐大椿等名医，于运气并有疑论，倬与梦瑶之说尤峻。但信者多而悟者少，晚乃有陆懋修辈沉酣其中。故犹有人婉转攀恋，惟恐有失，遂撰为专书，夸称只要掌握它的原则，即能明了千变万化的病情，亦有心知其非，而阉然媚世，故倚约其说，造作医案，以示理论实践的统一，所说虽不同，而并为医学发展的障碍。

第九节　临床医学

这时临床医学，出现了平均发展的趋势，故较少突出。但对地方性的传染病学却突然发展起来，此和当时政治经济的发展有关。内科中受石药影响，多移治风痰之疾，嘉祐中状元王俊民得狂疾，医投金虎碧霞丹而毙；有人作《王魁传》叙魁负桂英事以影射之。人民医生初虞世与俊民同学且有乡曲之旧，于绍圣元年（1094年）作文力辨其妄，并戒人勿轻服此丹。然自局方至元王珪以下，服用金石药几成风尚。外科中的创伤和痔漏等手术，则有超越前代的成就。而眼科因印度传入的眼外科手术，改变以前趋重内治法的倾向。

一、传染病

在传染病中，仍以伤寒较被重视。但隋唐间专精伤寒之学者甚少，盖仲景的《伤寒杂病论》，自成书以迄隋唐间，屡遭兵燹之祸，虽代有补辑，亦恒在若存若亡之间，至唐孙思邈作《千金翼》时，始获睹全帙，但仍乏专著。惟王冰作《素问》次注时曾引证《正理伤寒论》一书，为初步发展仲景伤寒论之作，惜书早亡佚无传。其被世人重视，则有待于宋治平（1064—1067）中林亿等校刊《伤寒论》始；以金成无己为仲景书作注，仲景的《伤寒论》才占一定地位。不过在北宋初期，《伤寒论》既引起初步的重视，故皇祐中（1049—1054年）高若讷（999—1055年）《伤寒类要》、蕲水庞安时（1040—1098年）《伤寒总病论》等书，并多引用论证，但仍不专主一家之言；其说亦不以六经分类，而多以证候为提纲。至大观三年（1109年）朱肱《类证伤寒活人书》，乃分为百证，颇邻烦碎而不易记忆。于是有人括为诗歌；许叔微、李知先、钱闻礼诸人之《伤寒百证歌》等书可为代表。但仍未改变烦碎之弊，于是孙志宁作《伤寒简要十说》，卢祖常又作《简要七说》《简要五说》之辩。惟李子建的《伤寒十劝》最为风行，不过已趋于禁、治法了。其对仲景书有发展的，自以庞氏为巨擘。他最重视温病、天花等。自谓善于挽救温病的败证，可说是一部有新内容的书。其徒王实（仲弓）作《伤寒证治》，及洛阳郭雍（1109—1187年）于淳熙八年（1181年）作《伤寒补亡论》，并不出庞、朱及严器之、王实诸人伤寒书范畴。独于温病之学，多用朱肱之说，视庞氏有进一步的认识。他已把它分为伏气、新感的温病和温疫三类。并首创“春温”名号。这些在后面“温病学”中还要提到它们。然自成无已《注解伤寒论》之行，而北宋以前各家伤寒书渐微，存者不过数家而已，中惟朱肱与李知先两家之书最为流行。元三山赵嗣真《活人百问释疑》[①]、吴恕之《伤寒活人指掌图》等，并为朱肱之书而作。然各有自己的见解。

其次，这时南方的地方性传染病学，突然地发展起来。此

① 按丹波氏《医籍考》有赵慈心《伤寒释疑》，实一书重出，慈心盖嗣真字。

因隋唐以来，岭南地方的经济颇受重视，宋代更为国家财赋所寄。但因其地多瘴疠——主要是疟疾——故又为放逐谪臣迁客的地方。让他们默默地疫死，故诗人有“逐客无消息”的辛酸诗句。他们多是富于智识的人，促进了岭南文化的发展；在医学上就有许多关于这方面的医方，如武后时王方庆为岭南都督，撰有《岭南急要方》二卷。还有杨炎《南行方》、韦宙《集验独行方》、柳宗元《柳州救三死方》、郑景岫《南中（广南）四时摄生论》等。至宋有《治岭南众疾经验方》及《四时治要方》等。现在还可看到它们许多遗篇。北宋政宣间（1111—1126年）有李璆《瘴论》，宣和八年（1126年）知广州的张致远撰《瘴疟论》，官梧州的王棐又作《指迷疟瘴方论》，此外还有常董《南来保生回车论》等书。景定时（1260—1264年）释继洪复综合以上诸书和增入治蛇、蛊诸毒方而为《岭南卫生方》等。这时期他们治疗疟疾，已很重视砒石、常山。

这时曾把本非传染病的脚气病（因精米中缺乏维生素B引起的）和“丝虫病”而致的脚气病相混淆，并把这病状类似的两种脚气病称为“风毒”，把它归于“瘴疠”范畴。从而使当时中原去的医家不知所辨，因这两种病多为中原医家所罕见。南北朝时，侨寓广州的支法存诸人就注意脚气的治疗。唐初苏敬著《脚气方》，唐临被谪岭南时撰有《脚气论》，之后有青溪子李暄著《岭南脚气论》《脚气方》各一卷。以笔者所见，其中称为“风毒”的多是“丝虫病”所致的脚气病，至于缺少维生素B引起的脚气病则绝不言及。

二、妇产科

这时期的妇产科，仍然是南北朝时代的继续，如隋德真常的《产经》中所说的逐月养胎等，都是根据崔知拂和徐之才诸人的书。至武后时许仁则的《子母秘录》，开始把以前重视产前和临产的情况改而重视产后的变证，故作《产后十六法》以概之。后来时贤《产经》又立产后十八论，僖宗乾宁四年（897年）周颋作《产宝续论》，它是续唐大中时昝殷《经效产宝》而作，亦重视产后之病。大观时精于产科的郭稽中又作《产后二十一论（问）》，当加入时贤产后十八问。至杨子建更作产后三十六论等。南宋嘉定庚辰（1220年）齐仲甫《女科百问》，其产后之问，亦多于产前。这说明当时妇产科医生对产妇的破伤风（蓐风）、结核病（蓐劳）等已加倍注意起来。

但在这时也产生了一种错误的看法。就是上文所提到大中时（847—859年）蜀医昝殷的《经效产宝》一书。他是以治白敏中家人产难而获闻于时的。乃集《千金》《外台秘要》诸书中关于胎产和当时蓐医诸方为《经效产宝》三卷，重点在产难。主张临产时，命产妇扶杖徐行之法以免难产。至宋王岳《产书》，更由妇女二人扶产妇在室中行走，以使产妇血脉流通，但这在未蓐前似可遵行，用在临产时似难理解。

至一般妇产科书，则有宋嘉熙元年（1237年）临川陈自明的《妇人大全良方》为最。自明字良甫，为三世之医，家多良方。全书自调经至产后，凡八门，门数十证，总二百余论，论后有药，方后并有评有案，以自己的临床经验，说明方药的正确性。自明在书中反对佛家之说，而明代改编之本，竟窜入《耆婆五脏论》之文。

三、小儿科

此时期儿科医学有多方面的发展，隋唐时李清最为有名。相传李清本家世染工，因堕岩壑为仙，久而思家，后为小儿医。青州白丸子疑即清所制，《太平圣惠和剂局方》尚载此方，极为时人所宝重。《太平广记》中有《李清传》，后明季冯梦龙作《醒世恒言》中的“李道人独步云门”即演此事。据说清生于隋开皇四年（584年），卒于唐永徽五年（654年）。北宋则钱乙为首。其治主要有二：第一为惊风，第二重视天花麻疹。清之治青州小儿疫疠，盖亦惊风之类，乙字仲阳，本钱塘人。后居山东郓县。父颢善针，嗜酒亡命。学医于姑丈吕氏。亦精于本草，元丰中（1078—1085年）以小儿医为皇家服务，撰有《小儿方》（已佚）。后阎孝忠集其书为《小儿直诀》三卷。他对神经系病“惊风”极为重视，惊风即以前的“痫”。汉王符《潜夫论》有云，“哺乳太多，则必掣纵生痫”。此以“痫”为小儿专用病名之始。徐嗣伯把“癫”划为大人病，“痫”划为小儿病，盖本王符之说。《巢氏病源》更以小儿十岁以上为“癫”，十岁以下为“痫”。而隋唐时又把“瘈疭”作为小儿专用病名。但上面这些病名都不普通。惟自《太平圣惠方》把许多“痫”的病状，统一于“惊风”一名之下，于是南北医家和病家都称“痫”为惊风。而钱乙是首先重视此病的医家。阎孝忠说：“小儿急慢惊风古无之，惟阴阳痫，所谓急慢惊者，后世名之耳。”大概唐五代时民间已有此名了。宋初的《太平圣惠方》以慢惊风的病因为先由消化不良，后为风邪所乘而成；急惊风则先由血气不和，夙有实热，后为风邪所乘而成。但《太平圣惠方》并未把所有的“痫”都以“惊风”称之，自钱乙以下小儿方仍有区别。所以它们把“痫”的病状为惊风、天痫、发搐等亦看作各种不同之病。清代医家，以“惊风”从“痉”字之音义而来。其实小儿发痉的原因极多，凡病毒入脑，往往有强悸作痉的病状。但后来许多儿科书把它们归于惊风，其病名极多，因随病状立名之故，其实大多不外病毒性脑炎。

这时天花、麻疹在儿科的比重上已开始增加。因为那时天花、麻疹已很流行，尤其天花更是如此，这只要读《伤寒总病论》中的“豌豆疮论”，便不难明白。《太平圣惠方》把它看作热病中的二种病状，以为腑热则生细疹，脏热则生豆疮。尚以天花、麻疹为同一病源，只是入腑入脏而发出不同的证象而已。钱乙仍把天花、麻疹、水痘三者泛称疮疹；析而名之，则称疹子、斑子。把它们的病因归于胎毒；惟庞安时已分天痘、麻疹之异。而郭雍则把天花、水痘、麻疹三者归于温毒范畴。至元祐七年（1092年）冬，东平（山东东平）天花流行，其地名医董汲以白虎汤获验，因撰《小儿斑疹备急方论》，翌年钱乙序而行之，实为天花、麻疹有专书之始。虽其方论未离《太平圣惠方》，然已把麻疹称为麸疹。

由于痘疹传入中国历史并不太久，认识上多在朦胧状态，故在治法方面，因各人认识不同而异。它最先是被包括在伤寒热病中的，所以在北宋时医家对它的疗法已有对立的不同：庞安时谓豆疮欲发未发之时皆可用下法；而朱肱于伤寒虽亦取法庞氏，独豆疮疗法不同，谓其首尾皆不可下，郭雍兄弟并从朱说。至当时儿科医的钱乙、董汲诸人，他们于豆疹多用辛凉解毒剂，而谯责时医之用热药。然郭雍评他们滞于五色，不出庞朱二氏之间。惟阎孝忠及南宋末年有宿迁陈文中的《小儿痘疹方》，据《内经》阳盛阴虚与阴盛阳虚之说，以豆疮病变多由脾胃肌肉虚弱、津液衰竭所致。故用丁香桂附及木香散等辛热香燥之药，并批判王乔岳、谭永德、钱乙诸人用宣利解散之非。故宋时治痘即分两派，朱震亨谓钱胜于陈，而明人薛己则右陈而黜钱，盖钱、董诸人本之“圣惠”，而阎陈诸人则守“局方”之说。

然天花之书，自宋后滋多，刘昉《幼幼新书》，即著录多种。今所流行的除董汲、陈文中书外，惟绍定四年（1231年）闻人规的《小儿疮疹论》一书。

四、外科创伤

前已提出，外科创伤的历史很早，因此它的治疗方法，也很复杂，而这一时期也较以前更为充实。此与隋唐时政府所设的医学中有“疮肿科”或有关系。在隋唐时的外科名家有甘子振，可能为甘伯济的后人，他的外科医学，也为孙思邈所称道。在疮肿方面，于发背则继南北朝而更加充实。其“癌肿”亦在此时登上外科史的舞台。在创伤方面，已重视消毒，骨折则主张以平整复位为原则，在绷带方面也有更行一步的发展。而孙思邈以瘦饿之法抽取箭镞，尤具见巧思。

（一）痈疽

发背一症，此时大被医家重视起来。一般外科学，几以发背为主要部分，有如元明时儿科书中的痘疹一样。这说明患者之多，并且此种脓疡，容易致命，却又多发生在上层社会中人，因它和营养过度及服食而成消渴病有关，故尤为医家所注意。并被诸书大为渲染，如唐李肇《国史补》所载白岑得异人治发背的麦饭石一方，并有白岑《发背论》一书著于《崇文总目》。其实此方早见《千金方》中。其治法则偏重火灸，或受《千金方》治一切疮疡用“骑竹马灸法”说的启发。元祐绍圣间（1086—1098年）王蘧作《经效痈疽方》，尤称灸法的神验。他说京中士大夫患疽者七人，而蘧独以火灸得生。东轩居士之《卫济宝书》治发背方，也夸其功。其后陈言之《三因方》，杨士瀛之《仁斋直指方》，并有隔蒜灸法。南宋时外科书如伍起予《外科新书》、陈自明《外科精要》，并奉火灸为救背疽奇方。惟李迅的《背疽集验方》，独不信其事。此或由脑疽禁灸而扩展于背疽的治法。当时必是从惨痛的经验中得到的结论。但恐亦忘却部位的不同。

外科中的痔疾是很普遍的，但迄无有效的疗法。北宋以来，才有卓越的贡献，因那时已有人发明“挂线疗法”。方勺《泊宅编》载萧山有一善治痔疾者，“以一药放下大肠数寸，又以药版之（十卷本作‘洗之’），徐用药线一条结痔，信宿痔果脱落，其大如桃，复用药饵调养数日，遂安”。今魏岘《家藏方》卷七备载此方。魏氏书中，似还载有用白砒治疗痔疾方。

（二）创伤

如前所说，创伤的治疗自有人类始，所以它的历史极为悠久。但至唐宋，才可说有了比以前更进步的疗法。因此时对于创伤已注意消毒，接骨时已用麻醉药等。这都是外科创伤学上头等重要的事情。按旧题唐会昌间（841—846年）的蔺道人《秘授理伤续断方》一书，从内容来看，虽不一定是会昌间人的书，但当不出北宋时人之作。它是总结第十世纪以前骨科经验的书。对于清洁创口十分小心，谓须用沸水或药水洗涤之，并严禁风水灌入创中以避免发生破伤风等重大事故。今西洋外科医学，对创伤注意消毒，盖为十五世纪之事，视我国迟至五六百年的历史。

骨折脱臼的整复，凡骨折求其折处接合平整，然后包扎。有碎骨则当剔去之，骨间瘀血则须刮清等。此事早在《巢氏病源》已有用歌诀阐明它。但如跌打皮下溢血，则此时已有热罨法，促使血行的循流。脱臼的归位，先须用局部麻醉才可进行拔伸。并对部位不同的脱臼，进行不同的拔伸整复手术。又注意早期治疗，这对矫形学中，也是极有意义的。对于脊椎的离位，则用吊整法。此李仲南在元天历二年（1329年）开始辑的《永类钤方》中，已知用“攀巾踢罂法”。至清代《医宗金鉴》外科的“攀索叠砖法”，也不过据它稍行变动而已。而史家对《医宗金鉴》之说，却誉不绝口，则或以书为“钦定”而重之有关。

至于固定整形的器械，概括绷带法在内，也都有承袭和发展。如绷带之厚薄，系缚时的缓紧，都要视当时伤处情况和时间决定。至夹板则开始用木夹板，又由杉皮夹板进而至用杉木夹板，南宋末年又创为正副夹板。至弹性夹板，则北宋初年已有创用柳蓖为夹板事。后来南宋末年杨倓《家藏方》取细柳为帘作而板，即本于此。盖并疏通空气，因罨药中已多有灭菌药，不至因紧扎血液不行，而发生败衄之局。而《医宗金鉴》之“竹帘包扎法”，又出于《家藏方》的“柳帘”。

在大关节如膝关节脱臼离位或受损时，已创用苎绳圈为夹板，使不妨碍转动。至《永类钤方》已载元时创立的“竹箍（篰）法”，而《医宗金鉴》又盗其术，作“竹篰法”，仅所用材料有异而已。至于筋骨受伤治愈后挛缩不能屈伸，到宋时更创用“搓滚竹管”的体育疗法，使拘挛的筋脉肌肉，得以渐次复原。

五、五官病

五官病可远溯到扁鹊时代。虽说它是以耳目二种官能退缩，以代表老人病的。的确人的视觉、听觉的衰退，是人的生活历史进入桑榆晚境的先声。当然五官病学在那时尚未完成，因它与经济的发展和经验的积累有关。在五官科中重要的齿科于隋唐时急速地形成，是和当时大量蔗糠及制糖法的输入有很大关系。并且影响了医学教育制度：隋唐时开始把口齿与耳目病，并为一科作为“医学”（校）的必修科，就是此种历史背景。这时首先发明了金属补齿之法。至眼科生理方面，也因印度医学的传入，在《龙树菩萨眼论》已有“五轮”说。但“八廓”——“八光”①之说，可能在北宋成都僧了明编的《眼科龙木论》才有记载。其后元人《修月鲁般经》与明人的《秘传离娄经》、胡南渊的《鸿飞集》《银海精微》诸书并多渲染，遂为眼科学上主要的理论中心。

---

① 按一般均作“八廓”，据冯梦龙《古今小说》卷三十三，《警世通言》卷十九中并有“用五轮八光左右两点瞳人（神水）”。“八光”之名宋元已通行了。

眼科疾患，在《巢氏病源》中已有三十八种之多，这是隋以前眼科医学的结集。惟此时印度的眼科已传入中国，先后有《龙树菩萨眼论》、谢道人所传《天竺眼论》，二书同出一源，仅篇辞前后稍有参差和繁简而已。此书中在内障方面关于清盲、白内障、飞蚊症等的叙述，都较以前的文献记载来得清晰和详细。

清盲[①]，今称青光眼，初病眼无青色之状，而“青”字当作“清”字。古称为蒙（矇）。《巢氏病源》说它的病状是“谓眼本无异，瞳子黑白分明，直不见物耳”，这是单纯性的青光眼。西汉末年任永、冯信二人诈称清盲以拒公孙述之聘，当亦指此种单纯性青光眼。《龙树菩萨眼论》还叙述它的前驱证亦极正确：“若黑风，绿风等，皆从一眼前发出者多，以后必相牵俱患，即觉头旋，眼有花，额角如绳缠，疼痛不堪……此是恶候。”并提出必须早治和妇女患者多于男子的正确看法。还有提出非单纯性青光眼的病症：“夫清盲之为病，发在于内，有障状如凝膏，大如楮子，浮在眼内，游泊水中，正障童子。”我国眼科学上以前是很少有非单纯性青光

① 按“清盲”诸书多作“青盲”，无义。西医译为“青光眼”之“青”字，亦沿其误。今引用旧籍中遇作“青盲”者，概改用“清盲”，以符古人命名的原意。

眼的叙述的。其实这是今天所说的“白内障”。还有关于飞蚊症，《巢氏病源》虽有“恶见火光，视蜚蝇黄黑”之说。但不及《龙树菩萨眼论》描写得那样逼真：“遂乃生花上下，状若蝇飞，散为县（悬）发。”今所指“飞蚊症”，当与微血管出血有关；而“眸子莹然无恙，直不见物耳”的“清盲”，则应为视神经之病变。

在治疗上，六朝以前，多用内服，其次为外敷消炎药、腐蚀肤翳药，除了烙铁外，很少用割治手术。但在二家“眼论”中，却重割除翳障的手术，并有关于许多眼科医械如刀、剪、烙铁、钩、别括等记载。当然还有佛书上所提到的“金鎞”。而“义眼”亦在此时出现。

耳科病在《巢氏病源》中虽有多种记载，却俱承前代医人之说。其中化脓性中耳炎的病变，叙述得最为科学。认为此种脓液不及时排出，可能变成危险的脑脊髓膜炎。如“凡患耳中策策（刺刺）作痛者，皆风入于肾之经也。不治，流入肾，则卒然变脊强直成痉也”。当时医家以腰脊属肾，故以为脊强直成痉是病毒入肾的变证。

鼻科在五官病中是比较落后的，《巢氏病源》书中也只有十一个论候。其中惟鼻衄包含较广，且有新的内容。它概括了习惯性出血，及近似紫斑病的症状，或者还包括再生性白血病的病因在内。此外有异物介入欧氏管，及在唐时还有近于鼻癌的鼻疳。疗法方面仍多沿用内服剂，亦偶用嗃剂、滴剂等。手术较为少见，惟十三世纪时金人张从正《儒门事亲》中才有使用类似内腔镜的检取异物法。至十六世纪陈实功的《外科正宗》中，始记载用铜棒缴取息肉法。

这时期对喉科病的认识，也仍多沿袭前代知识。它们概括今之文生氏咽峡炎、扁桃腺炎、急慢性喉炎、咽喉结核、喉肌麻痹及有癌症在内的食道狭窄等。但有人把《巢氏病源》中的马喉痹认为是白喉，是不正确的。因那时此病尚未传入。至喉头结核，似可推溯到《金匮要略》所载狐惑证中之“虫蚀于上部，则声喝（嗄）”，故与《巢氏病源》的尸咽相同。如“尸咽者，谓腹内尸虫上食人喉咽；生疮，其状或痒，或痛，如甘䘌之候也”。然“尸咽”之名本出张湛《养生要集》所引《食疗经》之“嘶咽”谓声音嘶嗄也。晋后道家尸虫之说行，故更其名。而魏孝澄的《救急单验方》、唐人的《龙门方》等，并载“尸咽”的证治。

在治疗方面，仍少使用手术。《巢氏病源》中虽有关于近世所说欧氏管异物证的记载，但不详其疗法是否采用手术。惟唐宋后始有用钢针藏于笔端以破取咽喉脓肿之术。并有智慧的劳动者莫都料用茧子和大念珠二物，牵取小孩误吞倒须的鱼钩，远较《肘后》《深师方》取钩法为科学。即使现代西医，恐仍无此巧思。二事并见北宋党永年的《神秘名医录》。

口齿科在隋唐时虽已立于学官，但没有什么新的发展。如《巢氏病源》《千金》《外台秘要》诸书，虽有不少的篇幅记载它，仍不免于因袭陈言。如《巢氏病源》记载了六七种虫齿病，归结起来，仍不过都是龋齿的病状而已。《太平圣惠方》说它们的病因是由“饮食甘肥，不能揩理，宿食在于齿根，腐臭之气，淹渍于齿”而来。虽掩前人之说，但原本是很科学的。又由于当时拔齿之术消毒尚不严密，故《巢氏病源》曾记拔齿风疾之候。按《晋书·温峤传》载温峤因拔齿而致破伤风死。可知其事不始于隋代了。唐后我国又首先创造汞合金的充填牙齿法。其事见于《唐本余》。它虽不一定是《唐新修本草》，但至少是十世纪以前的文献，故较西医还要早八百多年。而齿疳、急疳、沈唇、唇核等，可能是概括今之口腔狼疮、口唇癌、齿颔瘘、水癌（宋人称为走马疳）及唇结核等。

颔骨脱落证，在临床上是比较常见的脱臼证之一。它在《巢氏病源》中称为“颔车蹉”。《千金翼方》中，对此已载有和现代科学相同的整复术。

第十节　医学史

我国医史的历史，原是以传记体开始的。盖古无所谓医学史，名医事迹多附见于一般史书中，如医和、医缓、扁鹊、仓公诸人，见于《左传》《国语》《国策》《史记》等书，魏晋以后，仅有《华佗别传》一书而已，实为个人医史传体之嚆矢。而《王珉别传》则以艺术获传，未涉医事。故六朝以降，谱牒之学虽繁，但于《华佗别传》而外，竟不见其他名医谱牒传世，足见时人尚未真能重视医家的地位。

至唐中叶，始有甘伯宗的综合性的名医传记体《名医传》一卷出现。全书包括自伏羲至唐凡一百二十人。其书已亡，然颇疑《太平御览》医类，宋张杲《医说》中的历代名医，自伏羲至王冰一百一十六人的记传，为伯宗的遗文，而稍有参差，名号亦间有复误。伯宗之书，后人或称为《名医大传》，一称《名医录》，以知伯宗亦纯录各家传记而成。至明熊均谓其书“绘列成图”，亦名医画象的嚆矢。是一书而兼备象、传之事了。

北宋时有程正叔（颐）《名医传》，亦是传记体的医史，不知与伯宗书的关系如何。后有许慎斋又将伯宗书，增自唐至五代，而成《历代名医探原报本之图》，有传有图有赞。医家史传有此三者实为首出，至南宋初，徐梦莘作《集医录》，宋末魏了翁作《历代医师》，或录于慎斋之书者。明初陶宗仪又抄魏氏之文人于《辍耕录》。至嘉靖时三原葛宾臣据陶氏之书，加上元代名医，劖于耀县孙思邈庙前碑阴，额题“历代神医碑”。至熊均的《医学源流》，则节录慎斋诸人之书而稍有纠正，亦补撰元代名医于后，简称《医原图赞》。及万历时书估刊《本草蒙筌》，其卷首据熊氏书图绘名医，盖欲继轨慎斋。明清所刊《药性赋》，多各选刊名医象数帧于卷首，以资景仰，实亦不过功资书坊告白而已。《本草蒙筌》绘名医画象于首，而图绘刻法，并极狞劣。

元明以来，医史仍重传记体。然作者已不止一家，明初诗画家而兼名医的昆山王履（1332—？年），字安道，撰《医史补传》，医史之名始此。弘治间同邑周恭复缘王书作《增校医史》四卷。惜王周二书久佚。然曹禾说徐春甫的《医统大全》，即以王履《医韵统》一百卷为蓝本，则《医史补传》或即《医统大全》卷首列名医姓氏。嘉靖中新安程伊为淮府良医时，更屡有医史的述作：《医林史传》《医林外传》《医传拾遗》各四卷。同时浚仪李濂作《医史》十卷。系辑录子史文集中的名医传记者。传后仅各作案语而已。

清代的医史，仍多沿传记体发展，如云间（江苏松江）王宏翰作《古今医史》七卷，后人又伪撰其续史三卷。至程云鹏《医人传》、董洵《古今名医传》十一卷、李炳芬《医林集传》、佚名《医林续传》《历代名医姓氏考》等并罕有变化。及宣统末年（1911年）有许昭者，抄撮群书，作《世界历代名医传略》十卷，属西洋者，然仅有一卷，然亦可称我国第一部带一点世界性的传记体的医学史。而年代参差，玉石纷杂，颇失体要。同年有题名丁福保编录的《历代名医列传》一书。则多录正史，尚能举其出处，然其唐宋元明十六家名医，则以日本冈田元矩《唐宋八大家医传》及《金元明清八大家医传》为蓝本，竟不著冈田氏书名。故冈田之误者，丁书无不误，是亦抄胥之业的通病，无足怪者。末附西洋名医，亦醇驳失伦。

然北宋以来，在医史学上也陆续出现了许多不同形式的医史书，有专言官秩的，有以医家的性质来分类的，还有医史歌括、史评、年表等。

专为医官作传的，有德州平原赵自化的《名医显秩传》三卷。从书名上可知其书是专为医官事迹而作。因为他自己也是一个热衷于名位的医官。他的高祖尝为景州刺史，后陷契丹，随父岩脱身南归，居洛阳始习经方。以至道二年（996年）六月在医官副使任中，未能治愈贾黄中之病被贬为郢州司马。真宗时召为翰林医官院使，又以结纳亲王公主谋为遥领刺史与兼任药局使事等未准。则其取名“显秩”，无异取瑟而歌。至明乃有人撰《世医传》，专载世传医家的事迹。杨仪又为常熟顾禺父子孙曾五人作《五明医传》，亦正符合《世医传》的原旨。

至明万历三年（1577年），李梴参用《医林史传》《医林外传》及《原医图赞》等书作《历代医学姓氏录》一篇，冠于《医学入门》之首。其体类于司马迁之《史记》，以医家之学业德行分类，即①上古圣贤；②儒医；③世医；④德医；⑤仙禅道术。是医史学上一种进步，可惜未有继此发展的著述。

唐宋之间，便于蒙诵之歌括式的史书已很流行，它也影响到医史学上。如嘉定十三年（1220年）周守忠作《历代名医蒙求》二卷。其书以四言为一句，二句一行，下注出处，征引繁博，是一部既便于蒙诵，又便于考索的医史。

至于医史的评论，似创始于元吕复，他仿梁袁昂《书评》，或唐张说的《论文》，宋汤惠休、张芸叟、敖器之诸人的《诗评》体，作《论医》一文。自扁鹊至王硕，用数语以概每人医术之优劣。有时逼肖其人，但也有近于学究评文的。

医史年表一类的书，则在清嘉庆前有薛雪的族孙承基字公望者，首作《医事年表》一书，它是自宋庞安时，历金元刘完素、李杲、朱震亨及明之张介宾、吴有性等人，各为年表，以时事系之；其或温或凉或补，皆合其时之天运人事。据说是葛应雷时会盛衰之说而作的。

第十一节　中西医学的交流

这时期我国医学对外关系的重心，已由印度转到阿拉伯国家。详阿拉伯国家和我国正式通使，虽在唐高宗永徽二年（651年），事实上是远在张骞通西域时，即间接获知东罗马、波斯、大食等国情况。其后商业往来日趋频繁。宋元后阿拉伯人更握中西海陆航路之权。中国的四大发明——罗盘、造纸、火药、印刷术等，都由阿拉伯人之手输入西方，欧洲文明因而起了重大变化。

我国医学和阿拉伯人发生关系，实际上在公元二世纪已经开始了。如前所介绍的将印度医学传于中国的，就是安息国王满屈二世（P. akor）王子安世高。

阿拉伯和中国关系最深的就是商业，它对中国医学影响最大的是“药物”进口方面。盖自唐太宗李世民时已设“关市”。宋后在广州、明州（宁波）等处更立市舶司（海关）。而扬州、洪州（南昌）等处多有经商者的足迹。这些从事商业和宗教的人，有时一处多至一二十万人。故此时西方香药大量输入：矿物有绿盐、石硫黄、密陀僧等；植物有乳香、没药、沉香、木香、砂仁、诃黎勒、芦荟、琥珀、乌香（鸦片）、底野迦（内含鸦片的膏丸）、补骨脂、荜茇、苏合香等；动物有象牙、腽肭脐、牛黄、犀角、狗宝等。由于当时有一部分用于治病，医家必须了解它们的产地、性能、功效等，于是应时而起的有郑虔的《胡本草》七卷、亡名氏的《南海药谱》一卷、五代王蜀时有李珣的《海药本草》六卷。

此时又有化学药品，及剂型输入。当第十世纪时，阿拉伯名医阿维森纳（苏联乌兹别克加盟共和国人）发明了酒精和丸衣。在他的书中有蔷薇水（露）的记载，此水在后周显德五年（958年）已经传入我国。并在我国发展很快，在明清医学上占有不小地位。清赵学敏《本草纲目拾遗》载有许多家药铺中出售药露的说明书。据乾隆时开设的北京西鹤年堂《药目》中，更载有几十种药露。其后还有许多专用的药露，如道光时嘉兴胡姓“肺露”等，皆脍炙人口。至阿氏所创的用金银箔包裹丸药，也很快地传入中国。因它既增加美观，又有拒潮防腐之功，故北宋时苏州郭姓药商仿其法以朱砂为衣，称为朱砂丸。人因其新奇瑰丽，争相购用，因致巨富。

南宋后由外国传入的虫蜡树，为伤科良药，后来药家又用此等白蜡包裹丸药，称为“蜡丸”，此法始于明代广州药商，其著名的有周少参、陈海槐两家，周卖本土，陈输国外。嘉靖中彭用光方书中已载用“蜡丸”。此或亦从丸衣的改善而来。

在医方上，则唐初已有治痢的悖散汤，盖从大秦（东罗马）、波斯传入，张澹（宝藏）曾进此方治愈唐太宗之痢疾而获重赏。元和七年（812年）又有诃陵国王李摩诃进补骨脂方于权相郑絪获验，此实亦波斯或大秦的医方。

至于理论上则我国五代时杜光庭《玉函经》中，曾采用阿拉伯天文学上的占星术中之十二星宫占病法。此或非直接采用阿拉伯人的天文书。大概是巴比伦人首先发明，后传入印度，被《大集日经》中所采用。而此经隋时已由那连提耶舍翻为华文。除光庭书而外，尚有北宋人的《天元玉册》，亦有十二星宫占病说，但它和印度四大说一样，在我国医学上并没有发生过篡夺阴阳五行说的地位。

外科方面，则宋时已从阿拉伯国家传入外科麻醉药——押不芦（曼陀罗花根），而行大胆的手术。在蒙古入中国后，回教和也里可温（基督教）人，掌握了医药行政大权，如爱薛（也里可温）、拉施特（回教），能行大胆的外科割治。杨瑀《山居新话》对他们神奇的外科手术曾有记载。元代有《回回药方》三十余卷传入中国，内用四元说，而外科创伤，多用外敷药。惜其书深秘宫廷，故没有发生作用，盖或为元代药物院中所藏之书（原书早佚，现北京图书馆所存的残本，为明抄本，笔者于五十年代初至京开会，获见此一残本，为中华医学会捐归二帧，后刊入《医史杂志》）。此外明代杭州回教堂还有教授汉人医学之事。

至于东罗马的医学，亦以眼科和外科擅名。在八世纪时杜环曾从高仙芝征大食，后兵败被俘，曾至大秦。多年后才被放还，作《行记》一书，备述其国风俗人情。说“大秦善医眼及痢，或未病先见，或开脑出虫”。按当唐高宗永淳元年（683年）秦鸣鹤用针治高宗李治高血压的目昏症获效而受重赏。据说鸣鹤即大秦人。此外景教徒僧崇一于开元二十八年（740年）为让王[①]李宪（玄宗之弟）治病稍瘳获赏。

不过，阿拉伯的医学并不全是独创的，它也吸收希腊、罗马、埃及，以至印度、中国等处的医学——主要是希腊医学。其吸收中国医学也占一定比重。就以阿维森纳的《医典》而

① 唐段成式《酉阳杂俎》卷三贝编，作宁王宪。此据《旧唐书》卷九十五，让王宪传，“让王”为其封号。

论，即有浓厚的中国医学成分在内。在诊断上，《医典》中也重视脉诊，多至四十八种脉名，其中有三十五种脉名与王叔和《脉经》之脉相同。足见十世纪以前，《脉经》一书已传入阿拉伯。《医典》中还记载糖尿病的尿是甜味的，这显然也是根据中国的医书。在重病的预后诊断，也有一部分采用中国方法。如云："若见病人手动，状若由自身拾物抛弃者，是死兆。"这正是《华佗方》和《伤寒论》诸书所说的"循衣摸床""撮空理线"的死征之一。在经方上，则阿维森纳的《医典》中更有不少采取我国的经方。首先在药物方面，有大量的中国本草被著录于他的书中。而隋唐时我国所发明的蜞针（用水蛭吮吸脓毒血液等），用烙铁烧灼狂犬病人的伤口等法，也被《医典》著录。阿氏的《医典》是中世纪的一部权威著作，阿拉伯、欧洲及北非诸国都奉为医学上的指南，并采作教科书。可见我国医学对世界医学是有一定的贡献的。

第十二节　保健事业

这时期的医药保健事业的发展，远超过以前几个时期。它的发展特点，多先由个人或社会团体开始而后政府加以支援、接办或扩充。具体的事例是"病坊"的设置，"漏泽园”公墓的创立，都是先由私人社团的开始而后转到政府手里的。其次是由纯粹私人商业性的药业，参入官办的药局，在医学教育方面，也有先由私人宣传，而后政府加以支援、扩大等。

“病坊”之置，有类后汉时之“病菴”。其先皆起于传染病之隔离。尤其麻风一类病，必须隔离。史称八叠山多恶疾人，北齐陆法和采药疗之而愈。然北魏太和二十一年（497年）已有设坊遣医四人救护老癞疾之制，永平三年（510年）又敕于太常空旷之地别立一馆，以居京畿内外疾病之徒，并敕医署派医负责治疗，考核治绩以凭赏罚。隋开皇八年（588年）辛公义收容病人于厅事，亦近于临时传染病院。然病坊之设，多与佛教有关。详后梁天保七年（568年），北天竺沙门那连提黎耶舍于河南汲郡西山寺置病坊，以“收养疠疾”，而且“男女别坊”。这是我国最早的民办病坊（病院，有时称悲田坊），后来各处并有设置。唐释智岩曾住石头城（甘肃武威东）的疠人坊（麻风院），为病人洗涤脓秽之事，显庆五年（660年）卒于疠所。由于唐时寺院中多置病坊，自有流浪者利用为托迹之所，因而引起统治阶级的注意。不久京中各“病坊”已有政府派员领导，实际含有监视的作用。开元五年（713年）宋璟上书要求停办，恐亦由于此。然未获批准。至二十二年长安的病坊（悲田坊）更兼收乞丐，具有收容所的性质。会昌间毁佛，僧尼还俗，各州府悲田坊无人照料。会昌五年（845年）由政府派乡绅管理，并以“悲田”为佛教语改名“养病坊”（李德裕奏改“悲田坊”为“养病场”）。但后来“病坊”仍为无赖子弟藏匿之所，故广明元年（880年）发生病坊中人代富家子弟出征的事件。其后又有专收麻风病的“福田院”，其名亦出佛家。后亦称为“疯林”。

至关于僧徒的养病机构，则唐末曾设“延寿寮”，专为安养病僧而设。它可能是设在寺庙中的。

第十一世纪又有专为传染病的发生而设的“病坊”。熙宁九年（1076年）春，越州大疫，赵抃即其地为病坊。不过当时有力量的士绅，往往以建立病坊为资福之事。如苏轼在杭州以私帑和朋友资助，置“安乐坊”以收病人。崇宁元年（1102年）八月二十日，政府始置“安济坊”，及“将理院”（隔离病院）。翌年五月两浙运使把苏轼所置“安乐坊”收归地方管理，改名“安济坊”，但地方性的病坊仍很流行，或者因为发觉它们兼有其他目的，在管理不善的借口下加以整顿。大观四年（1110年），实行“安济法”，作为医员人数多少及级位升降等标准的依据。此盖政府颁布医院条例的创始。至宋绍兴二年（1132年）政府在临安设安济院二所。然后来官员亦有捐俸设置者。还有在淳熙二年（1177年）陈岘守平江（苏州）时，设居养安济院一所，其规制甚大，有屋六十五幢，并有僧坊。它们是具有医院、孤老院、育婴院和义冢性质的综合性慈善机构。宋吴璿为之作记。[①]至于兵燹之余，除了当地政府设为临时病院收容有病的兵民外，还有私人的病院，如金“王秀棠于元兵至时，筑屋数十楹以居病人，俾医煮药其间，时其衣食”。当然此种事例不是个别的，也不是一时的。

义冢之置，本出于统治者收拾人心的一种手段，如文王之掩骼埋胔，而《诗·节南山》有“行有死人，尚或墐之”，则反映幽王之忍。其后又被宗教家利用为宣传的工具，谓其可资冥福。如宋陈向之创“漏泽园”等。当然也有它积极的一面——对环境卫生有很大的好处。在我国医学中，也提到疫疠的暴发，是由于兵乱或饥荒之年，人民死亡，尸首暴露，或埋掩不深，致尸臭触人等原因。较之以运气说为病因的话，要唯物得多了。因此义冢的设置，是消弭疫疠的重要措施之一。

远在《管子》时代，已有政府对死而无葬者有掩埋责任。而义冢之名盖在东汉元初二年（115年）开始。时洛阳尹周畅收葬城边露骸万余具，立为义冢。晋时卢志以黄桥战死八千余

---

① 参看《苏州府志》卷一百三十三，集文三。

人，请造棺八千余枚，葬于黄桥北，树枳篱为茔域，又立都祭堂，刊石立碑，记其赴义之功。这是“烈士墓”之滥觞。其后唐大历初年（766年）荥阳郑损以关东疫死者如麻，乃发动有财力的乡绅，每乡收拾骨殖作一大墓以葬弃尸，称为“乡葬”。实为后来各乡有“义冢”之始。

但有计划、有步骤掩埋尸骸的，实始于第十一世纪时的陈向。他于元丰间（1078—1093年）在陈留佛祠时，看见许多贫无葬身之地的露尸，请以官地为“丛葬”之所。后得政府的支持，把遗骸八万余具，乃规划葬区，以每三千骸为一坎，各有沟洫排泄，什伍为曹，并依序制表总为一图。留一隙地以建佛寺，由寺僧一人掌名籍。因由僧徒职掌此事，故取佛书漏泽之名。其实它是后来“公墓”的滥觞。崇宁时政府更重视悲田院、义冢的建立，当时有“不养健儿，却养乞儿；不管活人，只管死尸”之谣。当时统治者之重视此等工作，多由佛教报应之说出发。

医药知识的宣传，先是口头宣传，后来才有图文宣传，然最早的书除用树叶和兽皮甲骨做的外，石头做的书也是较早的，医书当然也不例外。但因史迹冥远，无从追索。不过还有它的遗裔所寻。据葛洪说，道家服石芝密的“万岁方”，就是用蝌蚪文刻在石上的。可见医药文字很早已有刻在石上使其流传之事，但是很少。如上文已提到过的唐永徽后，有人把经验医方一百零八首，刊在洛阳龙门山上的北齐“师道兴碑”下，故称“龙门百八方”，简称“龙门方”或“师道兴方”。它是便于邻近和来往旅客们应急之用的。其后类此石制医方书还是不少的。北宋陈尧叟担任广西南路转运使时，因岭南风俗，病者重巫而不重医，故把他的《集验方》刊于桂州驿。在皇祐至和间（1049—1055年）刘仲远口授刘君锡“养气汤”一方，刊于刘仙崖。其方本出郑景岫《岭南摄生论》。至元祐元年（1083年）二月，又把《庆历善救方》刊石，树之县外，“令观趁者自得而不□诸有司”。此外如南京紫极观石刊之安肾丸，华山乌髭揩齿方碑，及金泰和二年（1202年）人们因李杲创普济消毒饮治愈大头瘟（腺鼠疫）而刊其方于石。这都是石刊单方的宣传品。至于自天圣年间以《铜人针灸经》，及宋郭思与明人先后将《千金宝要》诸书刊于石，那虽有宣传之意，但其重点在便于病家和医家的参考。

也有把医方写在木板上向人民宣传的。天宝十五载（756年）八月，政府通知天下诸州长官选出《广济方》中切要医方，抄写在大板上，立于乡村要路之旁，以便群众参考。此尚有秦汉时代木简医方的遗绪。

但由于造纸和印刷术的发明，对医药知识的传播更来得便利了。较早的有后魏永平三年（510年）各郡县传写医方于乡村。至开元十一年（723年）就有二次颁发医方本草于诸州府之事：《本草》《百一集验方》《新集广济方》等书的发布。贞元十二年（796年）二月十三日，德宗李适还亲制《贞元广利方》五卷颁于州府。北宋由于印刷术的流行，自开宝以来，时将编刊的医书颁赐天下诸州郡：如淳化三年（992年）刊的《太平圣惠方》发赐天下，天禧二年（1018年）又将《四时摄生论》、陈尧叟《集验方》诸书刊板赐给广南官私和分给全国。庆历中因福州狱医林士元用药救治蛊毒，录其方并令国医类集验方附于后为《庆历善救方》一卷刊之，于八年（1048年）发给闽地。皇祐三年（1051年）五月，又把《简要济众方》发给各州县。嘉祐二年（1057年）更置校正医书局为校刊医书机构。元丰八年（1085年）政府即将高丽献还的《黄帝针灸经》即今之《黄帝灵枢经》刊行颁发天下，不过这是为医学而设。至南宋以来，政府散发的医方较少，惟庆元三年（1197年）曾发医方村落。除经济关系外，可能由印刷术已极普遍，许多医书，各地都能印造，如绍兴十六年（1146年）舒州置局分刊半部《太平圣惠方》事，故客观上不像以前需要由中央政府刻印颁发了。

药业，古时医家用药，本自采制。其后由生产力的发展，医药始见分工。但秦汉时，犹多一人兼任，如韩康、张楷之徒，皆以知医卖药为生。不过秦汉时商业已经十分发展，《史记·货殖列传》中曾记寡妇清以开采丹砂致富；至西汉权臣梁冀，又把药中贵品如牛黄等视为专利的商品。但一般说来，医和药还是不大分工的。大概魏晋以降，城市中已有专营卖药的商业机构。而村落间则比较少见。如晋时隐逸夏统，他因母病，从家乡永兴（浙江萧山）到洛阳买药，时会稽王恭伯亦市药于广陵（扬州）。戴颙家在桐庐，僻远难以养疾，乃出居吴下。直到唐宋时代，售药事业还是以都市为中心。所以许多人不肯落在人间的那班“仙家”（道士）手里，也因买药烧炼关系，时亦下山出没市廛。这在《仙传拾遗》诸书中已说得很明白了。

这时期的药业，除很早有人以采药为业外，已有很详细的分工。从集散地榷场、市舶、药行，以至零售的药局、药店、生药铺、熟药铺等固定的场所，到流动医生，按期挑着药郎担、背负生药的药农趁赶“墟市”，以至弄刀夺槊，招集市人观看的卖药医生。使许多得不到医药的穷乡下邑的病家，一时也得到医疗上的满足。

榷场、市舶中药物，多从陆路贩集或海道舶载而来。自齐梁以来，榷场生药交易很盛。北齐初凉州互市中，即有大批雄黄交易。唐宋间则有贩卖生药如肉桂、甘草等，而河北榷场中则有高丽人参交易。至于海舶，则广州、明州、窖浦等处，并为香药集散地，政府岁获巨利，南宋时几乎担负整个国家的财赋。在明清时有大批的大黄卖给俄罗斯。

药行之名，虽不知所起，然至少在隋时已经存在，《隋大业杂记》载大业元年（605年）丰都市有一百二十行，韦述《两都新记》则称有资货一百行，当有药行在内。但药行至少唐时已有明文记载。日本僧圆仁《入唐求法巡礼行记》会昌五年（845年）条，记有敕依道士言，到“药行”觅龟毛兔角等药之说。宋戴君孚《广异记》有记王某在五十年前因买茯苓的二千多贯钱寄顿在“药行”中的话。宋赵□□溉园耐得翁的《古杭梦游录》及《都城纪胜》并说，虽医卜亦有行，则药行当在其内。

至售卖生药饮片的药店，亦见于此时。陶弘景诸人称它为药家。至唐时不仅已有药店、药肆这类专门零售生熟药的专业单位名称，一般也称生药铺，而且在长安尚有划出这类专业的坊巷为“卖药方（坊）”。在天宝（742年）前，长安有专售饮子致富的药铺子。

此等药铺到了两宋，更加发展起来，并有更多的专业药铺。在北宋的首都东京（开封），有“李生菜小儿药铺”“山水李家口齿咽喉药”，及专售美容药的“张戴花洗面药”和专售丸药的“百钟圆药铺”等。这都是宋孟元老《东京梦华录》所载的。这些药铺，售药还兼做医生。欧阳修患痢疾久治不愈，就是由这类药铺中的医生，教服三文钱的药而治好的。从北宋宣和前张择端所绘的“清明上河图”中，尚有治病而兼售生熟药的“赵太丞家”之图，门前竖起高出屋檐的售卖各种熟药丸散的布制大路牌广告四座，一面店主忙着替病家看小孩的病。那时东京惟井子刘家药肆，规模最大，“高门赫然，正面大屋七间”，最为有名。然亦有在坊曲摆设熟药数十种的药摊子。由此不难看出在汴京全盛时，药铺的本质和它们活动的情况了。南宋的临安，则有“双葫芦眼药铺”“大仙寺疳药铺”“郭医产药铺”等。当时许多大药铺，还有支店。至民营药局，其修制生熟药并有“作坊”。周密《武林旧事》有“熟药圆散，生药饮片”等作坊。又说当时临安市上有他处所无的小本经纪的零星售药人（按东京亦有）。若果子药汤（饮子）铺子等，则汴杭两京更多。宋吴自牧《梦粱录》所载果子汤药，多由茶、酒诸肆兼营。

由于商业的竞争，产生了商标这一类专利工具。它们种类繁多，光怪陆离，令人目迷五色。有的靠了偶然治好宫廷中统治阶级的病人，就赐它捣药的金杵臼，如临安严防御药家就以此钦赐之物为市招了。但它们似都以动物为市招，如貂、鱼骨，及汴京时专售疝气药李家之用木牛为市招等，更有含义复杂而戏剧性的市招。如宋饶州高姓，因世售风药，其商标为一人手执叉钩，另一手牵一黑漆木猪，故人称它为“高屠”。此或亦韦慈藏携黑犬为卖药广告之遗迹。在五代时还有人在药裹纸上，画出鬼神犬马一类的图案，作为推销药品的广告，此实为后来药铺中在药裹纸上刻印图画和说明书作广告的先声。

药市的起始，当也很古，它们多在都市。后汉张楷家贫，常乘驴车至县卖药自给。但尚无“药市”之名，我们知道的是成都药市。按《四川记》称唐大中十三年（859年）九月九日，王昌遇仙后，四川始有“药市”。其处盖在成都玉局化（观）。售卖的有生药如地柏，有熟药如解毒丸等。其日期不一，有九月九日；而益州则为七月七日，凡三日而罢。此外，临安、忻州诸处各有药市。多张布幔为庐，作为临时交易场所。《西湖老人繁胜录》诸行市下且有“川广生药市”的专业市场组织。

当时在社会上卖药的人品非常复杂。而西域胡商，在我国卖药的历史也是很古的，唐时且有非洲的黑人所谓昆仑奴在我国长安和洛阳、魏都等处卖药。五代时还有舞刀弄蛇号召顾客的卖药之流，亦纵横市巷。至手持虎撑[①]卖药的，称为铃医。大概元明以后已很普遍了，所以脂粉小说“隔帘花影”中，即有备述此等铃医卖药的情况。

熟药局，贩卖熟药，一向是民间的企业。但自宋神宗熙宁九年（1076年）六月，由太医局创设卖药所一处后，成为国营药业的嚆矢后，即打破过去民营药业的历史。它在这一年中，即盈利二万五千缗，崇宁二年（1103年）增为五局，改称惠民局，又增和剂二局。至于药局正式的改名，均在政和四年（1114年）。那年四月十一日奏改“两修合药所曰医药和剂局，五出卖药所曰医药惠民局”。当时在东京有五局。惟全国各府州军仍称“熟药所”。南渡后绍兴六年（1136年）正月四日，诏于临安置太医局熟东南西北四所，内有一所改为“和剂局”。十八年（1148年）闰八月二十三日，始把“熟药所”依汴都之制，改为“太平惠民局”。二十一年（1151年）闰四月二日，又将各会府州军的“熟药所”名称改为“太平惠民

① 按“虎撑”，赵学敏《串雅内篇》序例中已提到它，称为“虎刺”。注云：“三才藻异作虎撑。”学敏谓其起于宋李次口。以此器置于虎口拔刺得名。俗又传孙思邈为虎拔刺而得名者。亦传闻异词。盖似均为晋时郭文为猛兽（虎，唐避李渊祖父的讳，“虎”故作“兽”）拔去刺骨所附会。事详《晋书》郭文传。又有人以虎食兽，咽被骨梗，有人卸取门环置于虎口撑之，伸手入环取骨，此环遂名“虎撑”，以上诸说并为后人杜撰。

局”。内部组织很复杂，权力亦很大。如杨倓（《家藏方》的编者）于乾道元年（1161年）任淮西总领时，竟敢奏请把“杂卖场”并入“惠民局”。至各地药局规制巨细如何，今不能详，惟如绍定四年（1231年）吴渊守平城苏州时所创的“济民药局”，不仅有屋三十五椽，而且所采药物，亦远及川广。渊并作记，言之甚详。[①]

当时社会上对政府设置的药局，是有批评的。以为与民争利，并揭露许多腐化情况，如偷吃贵药；俵散之药，亦被权贵揩油；他们虽未指出何人，但我们如从史传中去找，即可找到如童贯之流，他被籍没时，即在他的家中搜出理中丸数千斤之巨。此与唐元载籍没时之胡椒八百石，可说历史上有名的“药赃”。又有“惠民局为惠官局，和剂局为和吏局”等恶评。当然可能也有当时私营药局中人，因利益冲突买嘱而出此的。但它在遇有水旱兵灾等即发药俵散，故自有它积极的一面。因此，惠民药局不随赵宋王朝而澌灭，其历史竟贯穿元、明、清三个王朝。

① 参看《苏州府志》卷一百三十三，文集文三。

第八章　医学的衰变时期

（金、元　公元 1115—1368 年）

第一节　医学衰变与学派的产生

第十二世纪的医学，在我国医学历史上是衰变的时期，也是医学历史上的转折点。因医家自此以后，才有独立思考，自成一家之言的新的局面出现。

产生此种新局面的原因盖有二端：一是当时五运六气说已极流行，几乎笼罩了整个医界；一是华北地区，发生猛烈的黑色恐怖——“鼠疫”，这是当时医家所没有看到的一种“新病”。他们根据鼠疫的证状，认为它也是属于伤寒一类的传染病。但使用当时流行的经方如张仲景《伤寒杂病论》《金匮要略》，朱肱《类证伤寒活人书》，及《和剂局方》等书中的医方，都没有取得功效，死亡率达到前所未有的高度。这说明经方已到了衰老非变不可之境。他们根据五运六气之说，认为病是每年转变的，治病处方必须灵活。而事实上北宋末年已有人指出“近世医者，用药治病，多出新意，不用古方”[①]的现象。许叔微亦自言“读仲景书，用仲景法，未尝守仲景之方”。也可说明此点。那末金张元素提出“运气不齐，古今异轨，古方新病，不相能也”等口号式的原则，不过就原有的现象加以概括而已。金元名家如刘完素、张元素，及他们的信徒张从正、李杲诸人，因各人的社会地位的不同，只抓住运气说中的一端作为论据，这样本身就带来了矛盾，自然要发生派别之争，而有一种革命倾向；但对易水学派说来，仅有形式的变动，中心内容仍是唐宋医家温补学说的继续，并一直到了我国封建社会的末期。

第二节 “新病”——鼠疫的横行

当时医家所说的新病，实际就是很早已入中国的“鼠疫”。鼠疫自十二世纪三十年代在广州登陆之后，就蔓延了今之山西、河南、河北诸省，人们用它的证状来做病名，如“时

---

① 参看《鸡峰普济方》卷一处方。

疫肐膳”“大头天行”“阴毒”“阳毒”等。它们已具备了鼠疫中的败血证、腺鼠疫、肺鼠疫等的病象。金正隆间（1156—1160年），杨氏《拯济方》中所记腺鼠疫的流行始末，最为具体。元人施圆端《效方》引其说曰：时疫肐膳肿毒病者，古方书论所不见其说，古人无此病，故方无此说。唯正隆杨公集《拯济方》内言："自天眷皇统间生于岭北，次于太原，后于燕蓟山野村坊，颇罹此患，至今不绝，互相传染，多至死亡，有不保其家者"……（《朝鲜医方类聚》卷一百十九时毒肐膳第十八页下引）。

文中说时疫肐膳是"古无此病，故方无此说"的话，正可和元砚坚作《东垣老人传》记济源流行"大头天行"病时，亦云"医工遍阅方书，无与对供者"互相参证。皆为当时医家提出"新病"这一名辞意义的最正确的历史背景。这里所说的"时疫肐膳肿毒"，是百斯笃菌侵入淋巴腺作肿的症状，也正是"腺鼠疫"的特征。

所说鼠疫传入和流行时期，也是符合当时历史事实的。天眷、皇统是金熙宗完颜亶的两个年号，即公元1138—1149年间。当皇统时，河东（山西永济）曾发生大疫，接着天德年间（1149—1152年）河北又发生大疫，广平尤甚。泰和二年（1202年）四月间，近于山西边界的河南济源，又发生大头时行，六至七年（1206—1207年）更连续发生大疫。其后贞祐、兴定间（1213—1221年）蒙古兵逼围东平、太原、凤翔等处不久，即解围而去，盖由发生此等大疫之故。直至金国快要亡国的前夜——开兴元年壬辰（1232年）三月汴京受围，但半个月蒙古军又解围而去，这时金已改元天兴了。城内却发生前所未有的大疫。每天从十二个城门送出的尸棺，多达一二千具，贫无棺殓的尚不在内。所以不到二个月时间，就死了近一百万人那样空前惊人之数。当时城中不病者万无一二，这是东垣学派的创始人李杲和他的朋友文学家元好问二人所目击之事。《金史·哀宗本纪》也有这样的记载。李杲在解围后就仓皇逃出汴京，避地山东之东平、聊城等处卖医自给。翌年元好问亦出汴京至山东。①

以上是天眷、皇统以至天兴间发生鼠疫情况。最初医家多把它看作伤寒，后来又以证状命名。因此，金代早期名医如李庆嗣、刘完素诸人撰述中，多以伤寒命名，可知鼠疫在当时医家是归于伤寒病的。独李杲以为天兴壬辰汴京之病，属于内

① 按元好问为李杲《伤寒会要》作序中，曾自言壬辰汴京解围后“镇人李杲明之与予同出汴京”。但那年为崔立作功德颂碑文，好问亦被慑执笔，以知当时并未与李杲同出汴京。好问之出汴京，于聊城于东平，实是天兴二年（1233年）四月间事。清翁方纲在《元遗山先生年谱》卷一、二中，并有提到它。

伤，故特作《内外伤辩惑论》一书以明之。其实二者同是错误的。他在《脉诀指掌病式图说》中自己已说得很明白：“予目击壬辰首乱已来，民中燥热者，多发热，痰结咳嗽；重以医者不识时变，后（复？）投半夏南星，以益其燥热，遂至嗽血，骨（膏？）涎逆涌，喀吐不已，肌肉干枯而死者。多矣。”这里所说的，相当于肺鼠疫中的主要证状已经具备了。所以李杲之作《内外伤辩惑论》一书，实在是继这次大悲剧后之一场大错误，在他们说来，都是由于此种前所未见的“新病”所造成的。

第三节　学派的论争

在未成为金元学派论争之前，我们只能看到刘完素、张从正等对朱肱学说及当时受朱肱与局方之学影响的社会医生的论争。至金元学派论争何时开始？当然应从张元素、李杲出来之后，才算开始，但在学派论争前的历史背景如何，这问题却从未有人提出。

清《四库全书提要》虽有“医家之门户分于金元”的话，仅能说明一部分现象，没有接触到本质问题。因为这一时期学派的论争，并不是骤然而至的。有内在的因素——历史的积累，阶级的不同；有外来的因素——“新病”的猖狂及“运气说”

的盛行等关系。其历史的因素，所谓“冰冻三尺，非一日之寒”。远在金元之前，医家已有惯用寒药、热药、表药、下药的习惯。魏晋名医如阮炳，治伤寒善用汗法，治天行又推奖苦醋；崔文行、崔知拂治天行好用温药；曹歙与甫谧用解散方，有将温将冷的不同；而阮炳、葛洪好为穷苦人着想，治病多用贱药。其后孙思邈又提到医家治病宜“随时增损，物无定方”的话。至北宋末年，蜀医石藏用好用暖药，杭医陈承好用凉药。时谚有“藏用担头三头火，陈承箧里一盘冰”之说。陈承之说如何，今不能详。而藏用则谓“今人禀赋怯薄，故按古方用药，多不能愈病”之语。实开元素“古方不能治新病”之先河。此外，有一部分还受到地理上的因袭和师门传授上的影响。所以自春秋战国以来，即有秦派与齐派及荆州学派的医家存在。但并没有什么论争之事发生。在地域习俗上也有喜寒喜热之不同，如初虞世已说过“吴楚之人，喜用温药”的话。

其次，以传染病来说，在两宋时，在痘疹上已有寒热两派之争，医家对于一般急性传染病的疗法，更有偏寒偏热的不同，而病家也择选他们认为适合病情的医生来治疗。这可用朱肱《类证伤寒活人书》自序中的话来说明：“况又有好用凉药者，如附子硫黄，则笑而不喜用，虽隆冬使人饮冷，服三黄丸之类；又有好用热药者，如大黄芒硝，则畏而不敢使，虽盛暑劝人灸煅（爇？），服金液丹之类。非不知罪福，盖缘偏见所趋然也。”并说：因此，稍有留意医方的病家，认为是热证的，就请善治阳病的医生；知其冷证的，就请善治阴证的医生来治疗。而居然“往往收效”。南宋初女词人李清照为其夫赵明诚作《金石录·后序》深以明诚病疟误服寒凉药为忧。①颇可代表当时社会上一般病家对寒热二派医生的意见。然则，石、陈二人是当时社会医生中寒热两派不同的代表，虽未发展到如金元医家在理论上争辩阶段，但却是促使学派形成的因素。

再看金元医家在同一时期，几乎在同一地区，治疗大体上相同的病，理论上又大多不出《内经》、仲景之书，然结果它们的看法往往是相反的，此其原因，如上所揭的外，实由各人所处地位不同，在医学上遂有不同的看法，这样自然有不同的理论而发生了学派上的论争。如刘完素、张从正之主攻伐，是因他们平民出身，平日所接触的又多是广大劳苦人民。而张元素、李杲诸人，多是士大夫阶级或贵族出身，他们服务对象也是贵族或有钱的地主富翁。他们生病，只有温补之药才容易

---

① 按清照《金石录·后序》有云：“涂中奔驰，冒大暑，感疾……余惊怛，念侯性素急，奈何！病痁或热，必服寒药，疾可忧……比至，果大服柴胡黄芩。疟且痢……遂不起……”

接受，医家也自然不敢投以病家认为虎狼之药的硝黄之剂。因为这班医生是靠他们生活的。

对于这两派——河间学派、易水学派的优劣，元明间已有提到过。如为异族服务的理学家许衡，对他们的评语是“易州张氏用药，依准四时阴阳升降而损益之”，但是不敢投“瞑眩之剂”，往往造成“失机不救之弊”；而河间刘氏的用药，“务在推陈致新，不使稍有怫郁”，但亦有“劫效目前，阴损正气，留祸于后日者多矣”。结论自然是主张折衷办法：“能用二家之长，而无二家之弊，则治庶几乎。”[1]这个结论明清的医家多是采取的，但不能就说他们已能用其所长。宋遗民医葛应雷则以时之盛衰来论列二家用药不同的原因说：“医当视时之盛衰为损益。刘守真、张子和辈，值金人强盛，民悍气刚，故多用宣泄之法；及其衰也，兵革之余，饥馑相仍，民劳志困，故张洁古、李明之辈，多加补益；至宋之季，三医者，大抵务守元气而已。”盖本张从正时变说，后来多有类似之语。不知四人中除李杲外，刘与二张的年龄相仿，且除张从正外，他们又都是今之河北人，所处地理环境相同，故应雷把它们的不同归于时之盛衰，是不正确的。后来还

---

①《鲁齐遗书》卷八，与杨元甫论梁宽甫病证书。

有杨璿、陆懋修等人以为四大家的主攻主补主寒主热，都由于运气变迁之故。那是他们的智慧被“运气”蒙蔽后所发出的声音。其实金元学派的论争，基本上由于各人地位关系，而表现在传染病疗法的不同上。后来明清医家论争，是它的继续。

第四节　河间学派

河间学派的创始者是刘完素，因他是河间人。他根据五运六气之说，来论治鼠疫一类传染病，以为它的病因是火，当用苦寒之药。故首先对朱肱《类证伤寒活人书》使用辛热之剂进行批判。其徒有马宗素、镏洪、穆某、荆山浮图师等，而私淑其说的张从正为能张大其说而名谤俱满天下，为此派的中坚分子。南宋末，此派之学已传至江南，故周密（1232—1308年）已见刘完素的《宣明论方》，宗其学者有朱震亨。由于社会地位关系，变易苦寒之法为滋阴降火之说，学者奉为丹溪学派的开祖，与张元素之传人李杲所创的东垣学派，对峙于江南北者历明清五百余年。然其中有互相转化者，惟以综合二派之说为多。

一、刘完素

刘完素字守真，自号通玄处士，河间（河北河间）人。生活于十二世纪（约1132—1200年）。此时正是金人强盛，人民受到严重的压迫剥削，水旱疫疠不断地发生，完素也过着此种颠沛流离的生活。在天眷、皇统间发生鼠疫时，他还不过一位二十岁左右的青年，当知同胞痛苦，以穷而在下之身，计惟习医可以稍舒生民的憔悴。其学惟宗《内经》与仲景之书，偶亦涉及道家之说。他是有民族气节的，并愿为广大劳苦人民服务的医家。成名后，金人聘他去做医官而被拒绝了。后人谥他为高尚先生，但笔者疑其为“全真教”中人。

他的著述流传下来的有十多种，而真伪参半，且多为门人弟子所綦集。其思想则略见于《素问玄机原病式》[①]《素问玄机宣明论方》[②]《素问要旨论》[③]三书。他在《宣明论方》的序

---

①《素问玄机原病式》，坊本多作一卷。今据明嘉靖元年（1522年）杭州刊二卷本。

②《素问玄机宣明论方》原五卷，元刊增为七卷。笔者曾为中山宋氏致之海煦楼，旋亦失去。明熊均又析为十五卷，吴勉学刊本据之。今据元刊七卷本。其序文似杂有他人语气。

③《素问要旨论》三卷，今有抄本作《素问图解要旨论》八卷，其书盖马宗素所增。约成于金明昌六年（1195年）之后。

文中，自撮三书要旨有曰："仆今详《内经》编集运气要妙之说七万余言九篇，分为三卷，谨成一部，目之曰《内经运气要旨论》，备圣经之用也；对病论证处方之法，本草性味，犹恐后学难为驱用，后（复）宗长沙太守仲景之书，乃为一帙，计十万余言，目曰《素问药证精要宣明论》。辨素问五运六气阴阳变化，木极似金，金极似火，火极似水，水极似土，土极似木者也，故《内经》曰'亢则害，承乃制'，则反胜己者也。目曰《素问玄机原病式》。"可知三书是完素中心思想所在，而《素问玄机原病式》更是中心思想的枢纽；还有《素问病机气宜保命集》《伤寒直格论方》《三消论》三书，皆为后人所辑，然文章思想并不失之。

（一）惟火主义

完素处在猛烈的鼠疫和一般传染病流行时代，它们都是急性热性病型的传染病，完素据《内经》"热者寒之"的治疗原则，多用寒凉之药。然当时有名医家，多为有钱人服务，好用热药，治伤寒则奉朱肱《类证伤寒活人书》为指南。肱书以三阳属热，三阴属寒，故病至三阴，多用热药；而完素指驳其误，谓《伤寒论》的"阴阳"本指"表、里"而言，故不认伤寒有阴证，所谓阴证正是热深厥亦深，火极似水的现象。故表证则用辛凉之剂，而里证则用苦寒降泄之剂。其主火之说具见《素问玄机原病式》中。它是据《素问·至真要大论》病机十九条二百多字为纲领而演成二万余言，大旨归之于火。故《素问玄机原病式》于五运主病属火的篇幅最广，而六气为病之热类、火类二篇，竟占全书十分之九的篇幅，可见火的地位尤为突出，并又在燥类中本燥为火化之说，将燥归火之别枝。即寒类之病，亦转弯抹角地牵涉到火的问题，如云“大凉之下，天气反温，乃火化承于金也”。其他风、湿诸病更多类此，则其书所存非火而致的病因已无几了。其余诸书的中心内容，也多不离于火，风寒疫毒所致之病，多有发热证象，而河间以为皆火化所致。

因此，完素对朱肱诸人阴毒用热药说，有严峻的批评，以为阴毒惟杂病有之，若伤寒则无阴毒，故伤寒不应用热药，热药在伤寒中多为救逆而设。虽然，书中尽有仲景治伤寒的附子姜桂等方剂。但谓天道温热之时，用桂枝汤，必加凉药于其中。盖完素所说的“伤寒”多为明清医家所指的“温病”。此点在“温病学”中还要提到它。

他不仅对传染病主张重用苦寒之剂，即对内伤脾胃之病，也多用苦寒疗法。他对那时社会医生风行温和脾胃的疗法，斥为俗医通行的“套治法”。这对其后李杲之徒来说，自然是一种不愉快的批判。

（二）表里双解法

完素既释伤寒阴阳为表里非寒热之说，故创用双解法，以驱表里之热毒。盖本“夫热病者，皆伤寒之类也”的病因，用药自当治热以寒，不应用辛热之剂。然邪在表用汗药、在里用下药，亦《内经》与仲景诸书所定的原则。完素则治表用辛凉之剂，故立益元散、凉隔散、甘露饮等一系列的辛凉解肌之方不下三十余首。攻下自亦不外大小承气诸方。而问题在于邪在半表半里间之辨证和疗法如何。完素懔于《阴阳大论》“桂枝下咽，阳盛则毙，承气入胃，阴盛则亡”之戒。而思补其阙，以为世医在伤寒临床上不辨阴阳表里而致误治之失，因师仲景大小柴胡汤解表攻里之意，为创双解散、三一承气汤二方。前者为邪在半表里而设，后者为表证未尽，下证已具而设。因双解散是合防风通圣散、天水散（亦称六一散）的重方，三一承气汤乃合大小调胃等三方而加料甘草之重方也。盖大承伤于峻，调胃伤于钝，而小承有表药，故三者合而一之，则急不峻，缓不伤钝，可通治三承气汤之证，以为策出万全。完素在《保命集》自叙双解之意曰：“余自制双解、通圣辛凉之剂，不遵仲景法，桂枝麻黄发表，然余自衔，理在其中矣。故此一时，彼一时，本五运六气有所更，世态居民有所变，天以常为火，人以常为动……故不可用辛温大热之剂……其病转甚，发热狂衄斑出，皆属热药所致。”此法张从正以为深得仲景立方之意。清黄凯钧以为于仲景方有青蓝之胜。而反对者，以为大变仲景法度，开后人方便之门。其实，完素本一切事物变动不居的观念下而变其古法，是合唯物辩证法的。在方法论上，是属于进步方面的；问题是在所变者是否当病而已。如持温病从内达外的病理来说，则仅能说它有一半对。

（三）药理学上的新境界

完素诸病主火，药主苦寒，皆本运气之说。故药之功效，在于“气化”。在这方面他本有《素问药注》一书，惜已亡佚。但据他的遗文，当亦不外以运气的理论来释药性。

完素以一切用药之宜，当据运气。因把《素问》的“七方”、陈藏器《本草拾遗》中的“十剂”说，并以“气化”之说诠证之。详“气化”“气味”之说，本出《素问·阴阳应象大论》：“阳为气，阴为味，味归形，形归气，气归精，精归化。”王冰曰：“气化则精生，味和则形长。”他更进一步阐明之曰：“是以有生之大，形精为本”，“故地产养形，形不足者补之以气；天产养形（精），精不足者补之以味”。而完素所据者，更有至真要大论诸篇。详本草“气味”之说，本出寇宗奭。但亦仅作具体的记载，尚无理论上的说明。盖宗奭正处宣政间，故受运气说的影响。然元素因信之深，故更有理论上的发展，他本“六气可分天地之成，而产民病之宜”的治疗规律，以何气主病，用何气之药治之。因下结论曰：“未有不明六气五行之宜，气味厚薄之所用，人身为病之所由，而能必获其效者，鲜矣哉！”可知用药专重气化的思想，是有运气说作理论根据的。

自他用五运六气说以释药性后，本草“气化”之说，更深入人心，并引起异派医家如张元素、李杲诸人的共鸣，将我国本草学上药性的理论，推入一个新的唯心的境界。

二、张从正

张从正，字子和，睢州考城（河南考城）人。考城本古之戴国，故自号戴人。但久居陈，人又称他为宛邱（河南宛邱）人。他生活于十二至十三世纪之间，为人豪宕无威仪，和刘完素一样好与广大劳动人民接触，不喜为少数统治阶级服务，这是决定他走向河间学派的主要原因之一。他的先世原是知医的，但他却不是世医那样“依约旧方”，而是有大破大立的本领。这主要是受完素寒凉攻下的影响。兴定中（1217—1221年）诏补太医，未几求去。盖有二个原因：①他既好用汗下吐三法，易为中下阶级所接受，而对世贵的膏粱子弟，是不欢迎的；②那时太医在统治阶级中的地位很低，他尝感叹地说：“常见官医迎送长吏，马前唱诺，真可羞也！”他是那样豪宕的人，如何肯在道旁逢迎、马前唱喏呢？因而把这太医的官丢了。

之后，他就日与常用晦、麻九畴诸人讲学滍上（河南商水）。先后撰《儒门事亲》三卷，《十形三疗》《治法心要》《六门三法》等书。《儒门事亲》为麻九畴笔受，惟第三十篇为九畴所记。其议论时亦采取用晦之言。用晦字仲明，有医名，子德撰《子和心镜》一卷，可见从正与完素的学术渊源。弟子有栾企、张仲杰、游君宝等。而麻九畴最有名。九畴字知几，原是金元有名的文学家，天兴元年（1232年）被俘，道病卒。

（一）唯火论的继续发展

刘完素据运气之说，以动属“火”，而天下兵革之年凡所生病者，亦从火化。从正时天下战乱之事视前加剧，于是他愈信完素之说为有征。从《儒门事亲》所说的话中，可知从正唯火之说，出于完素。如“天下少事之时，人多静逸，乐而不劳，诸静属阴，虽用温剂解表发汗，亦可获愈。及天下多故之时，荧惑失常，师旅数兴，饥馑相继，赋役既多，火化大扰，属阳，内火又侵，医者不达时变，犹用辛温，兹不近于人情也。止可用河间辛凉之剂，三日以里之证，十痊八九”。又每见远道病人乘车就医而毙，谓由火化所致，因倡舟泛床抬法，亦成护病史上可记之事。

当时他所提到的火化之病，实是概括鼠疫在内。我们可以看他下面的自述：“至于扰攘之时，其民劳苦，不可遍用大毒大热之药。若以热攻其热，则转为吐血、泄血、痈疽疮疡、呕吐之疾。……余亲见泰和六年（1206年）丙寅，征南师旅大举，至明年军回。是岁瘴疠杀人，莫知其数，昏瞀懊侬，十死八九；皆火之化也。”文中所提到的病状，显然是一种黑色恐怖的鼠疫。它概括肺鼠疫、皮肤鼠疫、鼠疫败血证和神经证状在内。他还提到当时民间把丹熛、隐疹等视为“斑毒”，阳毒发斑“为斑疹伤寒”等。斑毒当是天花，“斑疹伤寒”可能不是现在的立克次体病，而是皮肤鼠疫的病状。在天花治法方面，他批评阎孝忠未能体会钱乙之旨，而把黑陷的疮疹属于寒毒而使用热药之误人。

（二）排邪主义的汗下吐三法

从正以诸病之源，皆不外于“邪气”，故必须排除它才能把病治愈。他说，“有一言而赅医之旨者，其惟发表攻里乎！虽千枝万派，不过在表在里而已矣”。其旨与完素以热病仅有表里之分，而用辛凉苦寒之汗下诸法相同。

但从正感到仅有汗下两个“排邪”之法还觉不够，还要加入“吐”法，成为汗下吐三法。他认为发病的部位，不外上中下三部。他说：“天邪在上，地邪在下，人邪在中，处之者三，出之者亦三也。”汗下吐然虽为仲景治伤寒之大法，从正固亦曾提到它，但这里不如说它从《素问·阴阳应象大论》中而来，较为全面：“其高者，因而越之；其下者，引而竭之；中满者，写（泻）之于内；其有邪者，渍形以为汗；其在皮肤者，汗而发之；其慓悍者，按而收之；其实者，散而泻之……血实宜决之；气虚宜掣引之。”至“至真要大论”更集以上诸法而加以扩充。但这许多疗法，都被从正的汗下吐三法概括进去了。从正自说，他的汗下吐三法，并不像当时俗医嘲笑他那样简单：“吐者，瓜蒂而已矣；汗者，麻黄、升麻而已矣；下者，巴豆、牵牛、朴硝、大黄、甘遂、芫花而已矣。”而是：“如引涎、漉涎、嚏气、追泪、上下行者，皆吐法也；灸、蒸、薰、渫、洗、烙、针刺、砭射、导引、按摩，凡解表者，皆汗法也；催生、下乳、磨积、下水、破经、泄气，凡下行者，皆下法也。”这是从正三法的理论和内容。

从正之书，都是贯彻汗下吐三种排邪的原则的。故其书无补法，他说只有年老下脱之人用鹿茸丸等药。有的补药，实亦具有泄药之意，并举《黄帝八十一难经》“泄南方补北方”

的隔治法[1]为例。则大黄硝石，虽泄亦补，而人参甘草虽补亦泄了。又举古之甘平、甘温、苦温之药亦为补剂之说（其实钱乙已有“泄肝补肾”之说，当也从《黄帝八十一难经》中悟出）。从正之书和刘完素书中尚多补养之方者，有所不同。他认为治病只有“除邪”，若以补治病，有如“鲧湮洪水”，把病邪包围起来，一旦溃决，必然发生大祸。这种医生的地位，只能居于“粗工”“缪工”之下的“庸工”而已。他以为社会上那些有名的医生仰承病家颜色，迎合他们心理，用补药治病，目的不过求为他们长期的病客，当作衣食母父而已。

三、河间弟子和拥护此一学派中人

完素之弟子，有马宗素、穆某和私淑弟子如镏洪诸人。其中惟宗素、镏洪二人稍有撰述，穆某传河间之下法，时有“穆大黄”之称，然其学亦不传；有子某，曾由麻九畴授完素之《三消论》而不为医。故惟马、镏能绍述其说。而张从正再传弟子常德，作《伤寒心镜》，德虽未亲炙河间，然转能得其遗绪。

（一）马宗素

平阳洪洞（山西洪洞）人。曾于大定十九年（1179年）

① 参看清朱钧衡《杏苑丛译》卷上。

为完素《宣明方论》作序。并扩充完素的《素问要旨》为八卷，其书成于明昌六年（1195年）。他在《素问要旨》序中说："宗素自幼习医术，酷好《素问内经》《天元玉册》灵文，以师先生门下，粗得其意趣。"可知他是亲炙完素的及门弟子。他的医学专精运气，曾把完素的《素问要旨》由三卷扩为九卷（今作八卷），凡入式运气图轮等，皆为宗素所增。于伤寒则有《伤寒医鉴》，首把完素所著的《素问要旨》《宣明方论》《素问玄机原病式》《伤寒直格》等四种，详其卷帙字数若干，各作简短的提要。而重点在于辩论朱肱《类证伤寒活人书》伤寒中有关寒证阴证和用热药之误。故每节先引《类证伤寒活人书》于前，而以完素说辩之。深责朱肱热病而投热药，汗下之证而用温热火灸之误人。正因如此，他同意完素书驳斥阎孝忠疮疹变黑，违反钱乙使用牛李膏、百祥丸寒药而用热药之误，宗素谓这种错误，可为医者龟鉴。而于双解散、三一承气汤诸方，阐发尤详，赞不去口。然宗素于完素之书，仅能绍述师说，而罕有发明。

（二）常德

平山（河北平山）人，彰德府宣课使。父用晦（1128—1251年），为真定府教授，尝与麻九畴问学于张从正。则德为从正再传弟子。所以他撰的《伤寒心镜》，一名《张子和心镜别集》。此书虽仅有七条，而多阐发完素之说。亦主伤寒无寒证，而对双解散发汗、攻里、亢害承制诸说，不越河间的藩篱。惟驳许叔微之捋衣撮空、庞安时之伤寒传足经不传手经之说，则独下己意。

（三）镏洪

号瑞泉野叟，元都梁（安徽盱眙）人。那时朱肱《类证伤寒活人书》、李知先《活人书括》等仍很流行，医家所习者，多此二书。洪自言习医三十余年，所遇多习朱李二家书之医生，而用药时有失败，心窃疑之。后来看到刘完素的《素问要旨》、张子和的《捷径》，前疑冰释，以为他自己和他所遇见的医生都是“择术不精”所致。他并为河间用寒凉之药作辩。以为伤寒一病，始终是热证，但热有表里微甚轻重之分而已。此则完素、从正二人皆已言之。因此研治刘张之学而作《伤寒心要》一书，有方十八首。中多指驳朱肱之说。又完素好用重方，而洪书尤甚。故十九皆用重方，有三方合用者，如第二款小柴胡汤、凉膈散、天水散合服；又以凉膈四物合大承药为三和汤，皆以三方合为一方；而第五款用大柴胡三一承气汤，事实上已由四方并为一方了。此为前此方书罕见之事，实为河间学派所张的异帜。

四、新旧之争

河间学派的创始人和中坚人物刘完素、张从正的医学，既然是当时医学上的一种革命，自然很快地有被革者起而反抗；所以它不俟易水学派中人起来才被批判。而是在他们生前，已有许多因袭势力的社会医生对他们做尖刻的反击了。因为那时社会经济权始终被剥削阶级所控制，他们的生活是糜烂的，并仍承袭老习惯，好服热药济其嗜欲，以钟乳硫黄为续命，视硝黄若蛇蝎。医生亦以热药投其所好，所以在杂病方面，多以“局方”为圭臬，在传染病方面，则奉朱肱《类证伤寒活人书》为指南。刘张诸人，独持病多属“火”，而用苦寒攻下及涌吐之剂，对他们说来是一种革命；被革者当然要起来反抗的。但由于从正的学说与方药较完素更峻，故受攻击得也更厉害。

他们对完素的批判，是讥其方法简单，只知使用寒凉之药，此点在镏洪《伤寒心要》自序中已可看出对它的反映：“世之医者，大抵谓河间之书，皆用寒凉之药，谩无温暖之剂，一下之外，更无他策。”其实完素治病，并不是都用下药，但寒凉之药确是他的重点。对此，完素在《宣明论方》序中，已客气地作了答复：“医流君子，竟无信心，以此相传，皆以执强之言，难仆寒凉之方，闻者不喜，反恐为非，往往笑而已矣。”结论他只答辩一句话：“名公君子，何不试验药证论方耶？”这叫做“事实胜于雄辩”。当时那些“医流君子”对这句话的反应如何？无从追究，但易水学派中人，却往往在他们的“医案”中，提到病人经他医用寒凉之药所致的坏证，算是一种事实的反驳吧。不过如黄凯钧之流，却以为河间的寒凉，是补仲景书所不逮，可算是持平之论。

至从正之书，对当时社会医生的批判，措辞极为严峻，故社会医生对于“三法”的批驳，更龂然有切齿之声，常施人身攻击。有一次从正的赵姓学生有病去请教这类医生，那医生拒绝他说，你和麻知几等，“皆受训于张戴人，商量吃大黄者，难与论病”。这话确是十分尖刻的。那群反对他的医生，还因为他好用峻药，在京中捎造许多谣言，说他因医死二妇人，才把太医丢了；又谤他医杀颍守，“故私遁而去”。他们的人数众多，势力雄厚，并有缙绅为他们撑腰，故“谤言满市”。把这位戴人“困在垓下”。他在“高技常孤”一文中，用带有解嘲和一点伤感性的然而意志坚决的话说：“戴人常曰，‘人言我不接众工’，戴人曰，‘余岂不欲接众人，但道不同，不相为谋……设于富贵之家，病者数工同治，戴人必不从众工，众工亦必不能从戴人，以此常孤……凡谤我者，皆望风取信于群医之众口也’。”足见从正不乐为当时有钱有势的病人服务，故和那群意在“治生”、不在“治病”的社会医生有不可调和的矛盾。

从历史发展来说，一种新的东西的产生，往往为旧有东西所压迫，从当时社会医生对河间学派的论争，也正是遵循此种历史发展规律的，所以这时期它们的争论，是学派论争的序幕。后来易水、东垣两派对他的攻击，不过是此种历史发展的继续，但已属于理论性的论争为多。

五、朱震亨

朱震亨（1281—1358年），字彦修，义乌（浙江义乌）人，居丹溪，学者称为丹溪先生。早岁从许谦游，谦为朱熹三传弟子。因母病去而学医，初读《内经》、仲景诸书，于“局方”钻研尤勤苦，不舍昼夜，手抄其书二百九十七方，治病多不验。苦无良师，乃渡浙至吴中无所遇，方惘然言旋，至定城得《素问玄机原病式》及《东垣方稿》。至杭闻诗人陈芝岩言，始受业于中官（太监）罗知悌之门，时为泰定二年（1324年）夏日。盖知悌时已“以疾得赐外居”。因见河间、戴人、东垣、海藏诸人书。知悌为其讲刘张李三家之旨，他对震亨说：“学医之要，必本于《素问》《黄帝八十一难经》，而湿热相火，为病最多，人罕有知其秘者。兼之长沙之书，详于外感；东垣之书，详于内伤；两尽之，治疾无所遗感。区区陈裴之学，泥之且杀人。”[①]这一席话对震亨一生医学影响是很大的。湿热相火之说，本出完素《素问玄机原病式》。他还参考完素《三消论》中文字，创为“阳常有余，阴常不足”之说，此适与李杲所倡的“阳不足，阴有余”之说相反，然并为士大夫阶层所欢迎。

由于震亨创为滋阴降火之说，遂与用辛燥香窜之药为主的《和剂局方》之说不协，所以他又有《局方发挥》一书。而《格致余论》则以“滋阴降火”之说为重点。还有《外科精要发挥》，则是批评陈自明的；《本草衍义补遗》为匡补寇氏《本草衍义》所不足。至《丹溪衣钵》，盖其徒撮记震亨医家的语录。《丹溪心法纂要》《手镜》《医案》等，并为后人摘录或综录以上诸书而加诠解按断之书，都不是震亨的著作。

“阳常有余，阴常不足”，是震亨医学的中心思想，也是完全从男性为中心思想出发的医学理论。他据宇宙现象，以为

① 按知悌撰有《心印绀珠》一书，闻有嘉靖刊本，未见。惟行箧中尚有《罗太无先生口授三法》一书，内题朱丹溪先生述。盖此派中人所托者。前录孔齐《至正直记》有关知悌事，《至正直记》今存《粤雅堂丛书本》。

天是包于地的，月是禀于日的，都是阳多于阴之证。人受天地之气以生，阳属气，阴属血，故为阳有余而阴不足。动则生阳（火），静则生阴。人的相火易动，故阳益有余，“则精自走”，阴益不足，因劝人节欲，以抑相火。在这方面，他的《格致余论》中有三篇主要的文章：“阳有余阴不足论”“相火论”“房中补益”。这三篇文章中也引用的濂溪（周敦颐）、考亭（朱熹）之说，无非劝人主静，静则生阴以养水。而事实不仅人有二火——君火、相火，并且“五藏各有火，五志激之，其火随气”；故曰“一水不能胜五火”。肾既为藏精之器，精失则肾燥而益伤其精液；所以震亨屡引《素问·宣明五气论》中“肾恶燥”的话。以为这是色欲过度造成的坏局，是封建社会剥削阶级中最普遍的病状。

因此，对证治法，自然滋阴降火。此法也是从完素《三消论》中悟出的。完素谓消渴由于燥热阳气太甚，为补肾水阴寒之虚，而泻心阳热之实。“寒物属阴，能养水而泻心；热物属阳，能养火而耗水。”《金史·刘完素传》中评他的医学是“然好用凉剂，以降心火，益肾水为主”，大概是参用此处而来的，也正为震亨所取法。但他创为滋阴降火的具体疗法，并不只用完素的肾气丸一类方论为已足，而是更参考钱乙，甚至易水学派之说。乙有“肝有火，则有泻而无补；肾有真水，有补而无泻”的“泄肝补肾”说。乙固为儿科而发，而震亨以为理趣相同，亦可施于大人。又其药剂中用生地黄、炒黄柏等相配伍，则参用李杲之说。按《内外伤辨惑论》中所标方旨有曰，“少加黄柏，以救肾水，能泻阴中之伏火；如烦不止，少加生地黄补肾水，水旺而心火自降”。然则，震亨之创用知柏地黄以滋阴降火，正取法于李杲，这可能与罗知悌教他那席话有关，因知悌也重东垣之学。可是炒柏能泻水中之火的话，又本出洁古《珍珠囊》。

但是，他终是为地主、贵族服务的医家，虽承完素之学，然于张从正之三法，殊有间言，对下法尤其反对。他在《格致余论》中自述他之求名师，与不满从正之说有关。

《局方发挥》一书，是震亨用他所创立的“阳常有余，阴常不足”这一滋阴降火法的原则，来批评“局方”的。当然对当时社会上风行的病家或医家按“局方”之说，寻赎现成之汤散膏丸，以治变动不居的疾病，最终误人误己的错误做法也提出了批判。

“局方”之好用香燥的热药，固然受当时大量香药输入的影响。但基本上还是由于唐宋以来士大夫中，那些近妇人者，好服热药，因而影响了医治其他疾病的方法。当时士大夫阶级之好服热药以济嗜欲，几乎是极普遍的，他们还可以把它当礼物赠送朋友。南宋李光有一首咏“馈温剂”的诗，可以看出当时士大夫阶级那种疯狂而愚昧的情况：“世人服暖药，皆云壮元阳，元阳本无亏，药石徒损伤……伊余十年谪，日闻贵人亡。金丹不离口，丱妙常在旁；真元日渗漏，滓秽留空肠；四大忽分离，一物不得将……炉残箭镞砂，篚余鹿角霜……恃药恣声色，如人蓄豺狼。”唐宋时人每撰一方书，末其一卷几乎都有此类“暖药”的方子。而家喻户晓的“局方”更不例外，也就是说贻害更大。这和震亨的滋阴降火说，自有根本上的矛盾。所以他批判“局方”是毫不留情的。他驳“局方”虚损诸证，滥用温药之非说：《内经》“劳者温之”之温，并非温补之温，而是温养温存之有休养之意。这也是暗中批判李杲劳倦而用温补的误解。对“局方”风病门诸方，根据《素问玄机原病式》中的“六气为病”的纲领性文字，作策论式的批判了以为凡风多属于热，而“局方”多用桂附辛热香燥之剂的错误。尤其反对用香燥的暖药补肾，以为肾原是恶燥的，如用燥热之药补之，无异抱薪救火。不过从这里我们可以看出，自来方书无不用热药以补肾，而震亨独用寒凉之药补肾，这是补剂历史上一个转折点。但元明以来，暖药仍为士大夫阶层所喜服。依附这一阶层的医家无不殚心竭虑为他们服务。此类医生，还须具有清客的才情，才能胜任，如明陶仲文、盛端明、顾可学等为帝王的清客，及热药获宠[①]，并影响于龚廷贤、孙一奎诸人之学；而为缙绅清客的如明清间金嘉之为董其昌、祝登元之为钱谦益等修治热药。喻昌曾见张溥服热药而死的遗迹，恐天如门下正多此类清客式的医生。大概清代尚有余风，所以夏敬渠在《野叟曝言》中也把这类题材描绘进去。

另外，震亨认为病家往往按“局方”寻赎成药治病，这是危险的。因病的变化无常，须找出病因施以神圣工巧，才能决病处方，用刻舟求剑、按图索骥之智断难奏的。他根据罗知悌“拆旧屋，揍新屋”之说，必须因病处方，决不能以药候病。也就是说治病必须经过医生诊断之后，才能处方治疗。

第五节　易水学派

易水张元素，与河间刘完素两人，皆今之河北人，且人地相接，所学又皆不出《内经》、仲景诸书，而结果他们二人的学说有根本上的不同，即完素主火，擅苦寒攻下之法，元素

---

① 参看明沈德符《野获编》卷二十一秘方见倖、进药诸条；及清褚人获《坚瓠集》第四集卷一进药条。

主火，喜“温补养正”之方。我们知道统治者的生活，是放纵的。他们自以为体弱，不禁苦寒攻下之剂，这就决定元素走“温补养正”的路线，也自然和完素之学处于对立的地位。

元素与其弟子李杲、王好古的社会环境相同，杲以治内伤有名，好用升阳补土之法，故亦为上层社会所喜。而元素与王好古，并喜用热药以治热病，故与完素更有尖锐的矛盾。

一、张元素

张元素，字洁古，易州（河北易县）人。《金史》说他“八岁试童子举，二十七岁举经义进士，犯讳下第[①]，乃去学医”。他曾治愈刘完素之病。其弟子王好古又说他有名于大定间（1161—1189年），那末他和完素是同时人了。不过，他既然不是早年从医，学医是科第失意后，则其医学于完素为后进，故完素病伤寒八日不解，家人请他治疗时，完素面壁不顾，有轻视后学之意。后完素之病被他治好，他的医名就大振了。

---

① 按此所言犯讳下第，不知所犯何朝之讳？元张吉甫序《医学启源》称，“元素二十七岁，经义登科，犯章庙讳，黜落”。详章庙即金章宗完颜璟庙讳，核以时间不符。盖《医学启源》乃元时坊估缀录河间、易水、东垣三家之说而托名于元素者。

元素有言，“仲景药为万世法，号群方之祖，治杂病若神”。而不曰“治伤寒若神”可见其习医思想的中心，偏于疗治内伤，外感非其所长。可惜他留下完整的著作很少，比较可靠的仅有《珍珠囊》《钱氏小儿方补遗》二书①，但它也是经过其门弟子辈如李杲、王好古等编次，故其中混有他们的话，因此，医史学者除了摘录《金史》中的“运气不齐，古今异轨，古方新病，不相能也”的几句话外，就提不出什么是他的医学思想内容了。但如钩稽这一学派引证他的遗书或语录，就可知道他的医学中心内容，治外感不外“辛温”、治杂病不外“养正”而已。而本草之学，则师河间，疸科则宗钱乙。子璧亦习医，所撰《伤寒保命集》②二卷，仅守旧说，无甚发明。

（一）养正除邪

元素自己是士大夫阶层中人，其平日所接触的病人，当然也是这一阶层中人为多。他们既属膏粱之辈，自多石药发颠、芳草发狂之病，因此，自以为身体孱羸，有病就不外于温补

① 按王好古自序《汤液本草》说《钱氏小儿补遗》是他做的。但《玉机微义》和《永乐大典》诸书所引，并作元素之书，或此书由好古所辑，故居其名。

② 按本书两卷，明熊宗立《医学源流》作《保命伤寒论》，元《济生拔萃》收有《保命集论类要》，似为摘录本。

了。而元素正亦有此主张，他创“养正”之说，曰：“养正积自除，犹之满坐皆君子，纵有一小人，自无容地而出。今真气实，胃气强，积自消矣。”此虽为积病而发，然学者多以积由邪生。此处所说的小人，自然是指“邪气”，与指“君子”之“真气”相对。明初刘纯也早已作这样明确的解释说，“然人知有积，则皆为身中之邪气，若君子座中之有小人也。惟其调正气，则真气运行不失其常，而积自除”。这里说“真气实，胃气强”，已有重视脾胃之意。杨士奇序《玉机微义》，他总结前人对元素学说的评判有曰，“论者谓元素医家之王道，王道以养民为本；元素之法，厚脾土为要，此知本之务也”。而补脾厚土之药，多用香燥辛热之剂。以脾恶湿、胃恶寒。故其说为士大夫阶层所乐闻。而李杲之重脾胃的思想渊源，亦不难于此见之。然以温药治脾胃，早为完素所斥。

（二）辛凉解表

元素在外感（包括传染病）方面虽乏专书流传[①]，而据他的治伤寒定例，亦先言表里缓急的证候，用药依四时阴阳升降逆顺刚柔施治的法则，并不废“表里攻发”之法。他基本上虽

---

① 按李时珍《本草纲目》以刘完素的《病机气宜保命集》为元素书之误，前人已有论定。

主张用辛凉解表之剂，此与河间之说相同。但其不同之点是治伤寒中解表者十之九，攻里者十之一。且其治里之方，有用麻黄、附子、细辛、姜桂、羌活等辛热燥烈之剂，有时偶加大黄、石膏二药，也不过在火炎昆冈中，洒下几滴小雨而已，试和完素所用辛凉之药，自不可同日而语。并且元素竟无一字提及攻下之法。因他恐怕伤脾胃而削弱正气抵抗病邪之能力。其徒李杲曾提到此点："易水张先生尝戒不可用峻利药。"并举元素的下药小心到仅用枳实、白术二药，而且枳实还要"麸炒黄色为度"，还要用荷叶烧饭为丸，使它的下力减缓到最低限度。硝黄一类之药自然更不敢提了。那末，许衡评他于初病时不敢用"眩瞑之药"，是正确的。

元素学医于完素，既为后辈，故除本草外，在治法方面也有部分受其影响，就是他仿完素双解法，创为"九味羌活汤"，以治伤寒三阳之证。他自述其旨曰，"有汗不得服麻黄，无汗不得服桂枝。若未瘥则其变不可胜言，故立此法，使不犯三阳禁忌"。此种辛凉解表法，也是元素治外感中主方之一。颇为易水学派中人所赏用。

在小儿内伤外感的疗法中，仍本四时阴阳升降之义以立方药。并劝人"慎不要妄下，恐外热逐于内，而变结胸危证多矣"。这种原则性的规定，和钱乙依证处方的灵活应用相比，反而觉得元素之说，近于教条。

他对小儿痘疹的治疗，基本上是和钱乙相同，用药不外表散清凉解毒之方。间用大黄汤，也仅限于小量，以止于“微下”为度。但却不用陈文中的热药疗法。后来朱震亨评钱陈二人治痘用药寒热的得失，和元素的看法相同，也就是说和完素的主火论相同。因他们二人在儿科上都是宗钱乙的。

（三）《珍珠囊》[①]

这是一部启蒙性质的药性（药理）书。大旨重于气味之说，与刘完素的《气宜保命集》的“本草论”相同。主要有“十二经药象所入图”“制方之法”“主治法象随证治病”“药象气味主治心法”“药味口诀”“随证制方用药口诀”等。其理论依据，则不出《素问》“金匮真言论”“阴阳应象大论”“藏气法时论”及“至真要大论”诸篇中的话。故多与运气之说相结合。因它是由河间之说而来的。

它是以阴阳五味、五性之说为纲而各系诸药于下，颇便省览，如“十二经药象所入图”，每经下系以温、热、平、凉、寒五性，其旁又系甘、辛、咸、酸、苦五味。而以诸药系于其

① 本书所据的《珍珠囊》，是明嘉靖万卷楼据洪武元年（1368年）苏州刊本重写的，又参考《济生拔粹》本，及《东垣试效方》诸书。

中。其他各篇皆不外于阴阳五味五性与十二经病变的错综变化关系，而“引经报使”之说，李杲尤侈言之。故此书对于元明医学影响甚大。明代本草多以药性分类书，即受此影响。王好古认为元素本草书，深得仲景立法之要，而上承神农、伊尹之遗绪。又自谓其学多出于《珍珠囊》。李时珍以洁古《珠珍囊》大扬医理，誉为“《灵》《素》之下一人而已”。其书自后人翻成韵语后，流行尤广，自后改作和仿作者尤多，故其影响是巨大的。

二、李杲

李杲（1180—1251年），字明之。世居真定（河北正定），后校籍河间。真定汉初为东垣国，故杲晚年自号东垣老人。他的祖上以资雄乡里，但他虽世席丰华，出身显贵，却无声色之好。曾受学于名儒王若虚、冯叔献，通《论》《孟》《春秋》之学，在当时可算已受到高等教育了。以母病为医误治而死，遂挟《千金》从张元素学医，不到四五年已尽其学。但那时因家中富有，不以医为业。所以有人批评他：杲之“习医，为己不为人也”。泰和二年（1202年），纳粟得济源税务官，其年四月他那里发生“大头天行”（鼠疫），死亡枕籍。他创普济消毒饮，治之多验，杲医见于世者，始此。后北渡避兵至汴梁（开封），因战乱始以医学闻世。1232年蒙古兵解围后，即遁至东平聊城。至尼玛察氏四年（1244年）还乡，仍卖医授徒，以终其生。故杲行医事迹，多在金亡之后。他对壬辰（宋绍定五年）汴京之变，病死者百万，以为皆由饮食劳役失节而致，然时医多作伤寒治疗，乃撰《内外伤辨惑论》，以分析内伤外感二者因证候之殊，而定不同的治法。至定宗二年（1247年）曾为昆仑范尊师[①]奖劝，才把它重行写定。至斡兀后二年（1249年）又写定《脾胃论》三卷以申前说。元好问序之。然二书实多重复，于脾胃之说，尤不厌其烦，颇疑后者为门弟子所辑。

杲之内伤，固宗元素；而于外感伤寒，则于仲景、元素而外，惟宗朱肱。据元好问序他的《伤寒会要》中语，则以温药救萧君瑞的白虎汤之误治证，以姜附挽冯栎阴证伤寒而大斥前医用承气之误。此即以实例来反对完素者。《四库全书提要》说："观元好问《伤寒会要》序，知河间之学与易水之学争。"当指此类事。

---

① 按盖指东平正一宫的范炼师。元好问曾为他作赞。见《遗山先生文集》卷三十八。

（一）补土升阳说

李杲本元素温补养正之说，以为内伤之病，十九起于脾胃之失调，其论据即揭四十九难“饮食劳倦则伤脾”之说。而脾胃又为全身生活资料所仰给。因引证《内经》说，“人以胃气为本”，又曰“夫胃为水谷之海，饮食入胃，游溢精气，上输于脾，脾气散精，上归于肺；通调水道，下输膀胱，水精四布，五经并行，合于四时五脏阴阳，揆度以为常也”。故脾胃一病，则百病即从之而起。

杲之引证《黄帝八十一难经》“饮食劳倦则伤脾”，是他整个学说的论据，这是和他的地位分不开的。因他们多是好逸恶劳、四肢不动、五谷不分之人，故倡劳役能损人元气之说以迎合其意。而这一阶级中人，又多饕餮之徒，也正合《素问》“饮食自倍，肠胃乃伤”的话，故发挥《内经》《黄帝八十一难经》之说，以为“脾胃之伤，五乱互作”，是构成万病之源。他的劳役而致的病理为：“形体劳役，则脾伤……脾既病，则与胃不能行其精液，故亦从而病焉。”又曰：“阳气恶烦劳，病从脾胃伤。”又曰：“夫饮食失节，则胃病；胃病则短气，精神少，而生大热。”以饮食失节，劳役过度，并伤元气，“使相火得为元气之贼，而脾胃之气下陷，使火气不得升浮，则生长之令不行，而阳无以护其荣卫，诸病由之而起”。

其主要的病症为发热；但和外感的发热有别，《内外伤辨惑论》诸书分析得最详。

因此，他的治病，重在补土升阳，依《内经》甘温能除大热之说，谓“惟当以甘温之剂补其中，升其阳，甘寒以泻其火，则愈”。《内经》曰：“劳者温之，损者益之，甘温能除大热，大忌苦寒之药，泻胃土耳。”其主要用补土升阳的人参、黄芪、甘草、升麻、柴胡诸药。又以参、芪、甘草之甘补，如无升麻引用，行其本经，则不能补此二经（脾、胃），而将下降之阳气提升。因此，杲书治疗脾胃之方，“多以升阳补气名之者此也”。故其方多以“补中”“调胃”“升阳”“益气”“清胃”“清燥”“清阳”等为名。因他说，凡是“荣气”“卫气”“春升之气”等都是胃气的别名。而他所创的补中益气汤，可说是东垣学派中人应用最广泛的方子，成为这一学派的旗帜。然其方实多用“局方”温补辛燥之药，盖亦其于“脾恶湿”的理论而来。

如前所说，杲以苦寒之药大伤脾胃，这是与河间学派基本理论的冲突之处。今按用温补之剂以治脾胃，在完素时亦已流行，故完素以为似是而非之论，而其治脾胃法，善用克削与吐药如槟榔丸、瓜蒂散等。盖一主有余，一主不足，此所以他们的矛盾，没有调和的余地。丹溪学说的重心为阳有余、阴不足，故用滋阴降火之法。杲则反之，以为阳不足、阴有余，故用升阳温补胃土为主。盖一主肾，肾恶燥欲湿；一主脾，脾恶湿欲燥；这也是基本上两个不可调和的对抗性的矛盾。故启二派的争端。

（二）大悲剧后的大错误

元人施圆端《效方》说：在公元第十二世纪初，于金天眷、皇统间（1138—1142年），有一种属于鼠疫证候的“时疫肐膌肿毒病”起自岭北，次于太原，后于燕蓟山野，颇罹此患，绵延不绝，互相传染，多致死亡。这里显然是一种腺鼠疫。后来复在金天兴元年壬辰（1232年）四月，开始发生大疫。不到两个月就死亡了近百万的人口，实是历史上一个大悲剧。当时由于它是一种“新病”，医家仅能依据它的外表证象，把它当作“风寒”“伤寒”医治，固然不能把它治好，但把它当作外感范畴之内的病，在当时说来，算是不错的。

可是，李杲之说，恰好如朱震亨所评的“误外感为内伤”，也就是说，把鼠疫这一外感（传染病）误作内伤。当时在围城中的李杲，目击此病，而因先入之见，以为人民在围城中，不免受到饥饿、恐慌与战乱的威胁，适合其内伤脾胃的病因——饮食劳役。故先作《内外伤辨惑论》一书，以辨当时百万人之死亡皆由医家误治之过。乃为一不足，又作《脾胃论》以补充之。元好问在《脾胃论》序中，称为“壬辰之药祸”。以为杲书如能事前问世，则这场“药祸”是可避免的。其惋叹之声，至今可闻。但围城仅半个月，城中居民的余粮未必皆匮，历史上围城几月几年的很多，未闻居民在短期中病死率有这样高，此其一。且根据各家文献所载，及杲所撰《内外伤辨惑》《脾胃论》二书所载，也有若干属于腺鼠疫、肺鼠疫中的消化系统与神经系统的证状。尤其杲在《脉诀指掌病式图说》中所提到的那些话，可以充分说明肺鼠疫中的主要证状，几已具备，这是不容置辩之事，此其二。所以他把这次汴京大疫属于内伤，在医学历史上来说，实是一个罕见的大错误。

三、李杲的传人

李杲门人弟子在医学上有影响者，除与葛应雷交换医学意见之李氏外，惟王好古、罗天益两人。好古先与杲同列易水门墙，而晚年又著籍东垣之门，然杲于天兴元年汴京解围后，即遁往东平，滞留山东者亘十二年之久，故乱后二人暌隔，在杲未返河北之前，好古之书均已问世。而据元人砚坚的《东垣老人传》，知惟罗天益最能传其学。

天益字谦甫，号容斋，真定人。习医未精而似已系名军籍，以医为蒙古军队服务。乡人李杲于尼玛察氏四年（1244年）自东平还乡里，时已年老，私忧无人传其学，其友德父乃以天益介绍于杲，遂就学于杲家，杲资其日用。殁前以所撰医稿授天益，后来为之整理刊行。天益既传其学，继又学针法于窦默，疑与政治有关，因默是当时统治阶级重视的大官，所以天益也顿为蒙古统治阶级所重视，在军中乐为这一阶级服务，崎岖行阵，不以为苦。此在他的《卫生宝鉴》中可以充分表现出来。

他的《卫生宝鉴》成于至元二十年（1283年），不仅“修饰师说，炫耀已长”，而且对河间之学，攻击不遗余力。故《卫生宝鉴》开宗明义，即为“药误永鉴”。假其师说，批判河间、戴人之学。当时民间流行预服宣药以防传染病的风俗，实完素所同意者，他就守其师说，作了三篇诗文剧烈攻击它，说什么“无病服药，如壁里安柱（鼠）”。此防病法亦元素所批评的“无病服药，乃无事生事”一样。当时虽没有什么有效的预防传染病药，但这种预防传染病的思想却是进步的。故《神农本草经》已有服虾蟆“不患热病”之说。至当时豪门服用金石热药，则向为河间学派中人所反对，如《儒门事亲》有专文辟之可证。天益接下对汗下吐三法、双解法、防风通圣散等，无一不加猛烈地攻击；此而不足，又作《医验记述》，来证明河间学派误人的实例。是暗中针对完素所说“何不试验”之话的。天益尚有《医辨》一书，王恽曾跋之，不知他对河间之学，又作如何攻击的话。

天益之学，虽得于东垣，但他仍多上溯易水、朱肱之说，并亦直接采用“局方”；故其处方用药，不出前人窠臼，而罕有自己的新解。

四、王好古

王好古，字信之（亦作进之），元赵州（河北赵县）人。早年举进士，后好医学，与李杲同列元素之门。元素殁，乃师事李杲。然其书中思想意识，皆出元素。他自序《汤液本草》曰：“《医垒元戎》《阴证略例》《斑疹萃英》《钱氏补遗》等书，安乐之法，《汤液本草》之说，其源皆出于洁古老人《珍珠囊》也。”详《阴证略例》作于太宗八年（1236年），《医垒元戎》作于九年，十年六月又作《汤液本草》。好古又有《伊尹汤液仲景广为大法》，则作于天兴三年（1234年）六月。皆为李杲滞留山东未还之时。但他仍时时想念李杲。他在《阴证略例》册末有云，“不知何日，复得吾东垣李先生一问之”。他很敬重元素、李杲及元素子璧三人，誉为“千载以下之三老”。

他的书，固多不越易水藩篱，但往往有变本加厉之说。如《阴证略例》，专用附子姜桂等大队热药，此种以热药而治事实上是发炎的热病——包括鼠疫在内，正如好古之师王若虚（亦李杲师）为此书所题“世所未闻”的。因为他好用热药，遂引证了仲景、朱肱、许叔微和洁古诸人之说，而恣意攻击苦寒和汗下吐三法之误人。又其对阴阳寒热证象之辩，虽未指名何人，然不难看出皆为河间学派而发。

他的书中仍没有引证过李杲的话，盖杲之著述，多在金亡由山东返河北以后才问世的。所以好古虽曾著籍东垣之门，而书之问世，反在李杲书之前。今流传东垣《此事难知》一书，从它的序后年月而观，也不是好古所辑。

第六节　舌诊

舌诊是主要的望诊之一，尤其在急性传染病中，是很重要的一种诊法。如《素问》刺热论中之“舌上黄”。在《内经》中虽已露其端倪，但未明豁。至仲景《伤寒论》中犹仅有白、滑二舌，未尝有其他苔色可征。历晋南北朝至唐宋，犹未有人重视此诊。但舌苔的变化是发热型传染病中最多遇的一种表征，为后来温病学家所重视。杨璿谓杜本“三十六舌法，有三十五舌属热，惟一舌属寒”之说，可见它在温热病上的重要。这在现代医学上也可得到验证，如肠伤寒、鼠疫等多出现一定的苔型。而金元以来，各种传染病特别流行，各家方书中已有不少提到它，所以元初敖氏乃萃前人的舌色十二种为图，“既图其状，复著其情”，称为《伤寒金镜录》。也说明它是为传染病而作的。

到了元至正元年（1341年）杜本（1276—1350年）更提出：“凡伤寒热病传经之邪，比杂病不同，必须以脉与证并舌三者并看。”从而指出它的重要性。他以敖氏十二舌犹有未尽，故又增二十四舌而至三十六图。后被明陶华收入《伤寒点点金书》中的三十六个验证舌图，都是五色分绘，极便临床检阅。[①]或称：《伤寒冰鉴》是一部最好的“舌色图谱”。但至嘉靖三十五年（1556年），薛己复为之翻刊，其图与文字已不尽同。薛氏以其五色日久而致渝。乃分注其色于上，这恐怕那时木刻套印尚未流行，在印刷上有所困难而造成的。万历中申拱辰作《伤寒观舌心法》，又变本加厉，扩充至一百三十五舌，亦图绘其形，清康熙七年（1668年）张登病其繁芜，乃增删而为一百二十图，名曰《伤寒舌鉴》。但是学者仍病其琐

① 我所据的《伤寒点点金书》是明嘉靖写本，舌的苔色都是彩绘的。

碎，后来虽也有人继起，大多在五色分绘上用功夫而已。

第七节　临床医学

一、一般医学的概况

金元的临床医学，大致不外四大家的范畴。其他各科医学，又多采用陈言，罕有新说。一般医学如危亦林《世医得效方》，乃集前人各科医方而成，这在他的自序中亦有说明。针灸惟肥乡（河北肥乡）窦默（1195—1280年）最有名。默字子声，原名杰，字汉卿，金亡遂易其名字，而行迹恰好相反。他原以针术为战乱时糊口之资。先后学针法于邱长生，及丈人王氏。其后滕县李浩字巨川，客淮南时，又以针法授默。撰有《标幽赋》《流注指要赋》等以子午流注说传授生徒。当时亦此晋接官绅，为他们施针而不取酬，故时有“病人贪吃没钱针”之语，而入于王磐“三陪图”。由于他后来从事理学，颇受士大夫晋接与鼓吹，因被元忽必烈重视而授大官——翰林、太师。医家以其官高，以为他的针学也很高明，推奖遂过其实。其徒惟罗天益、兰溪王开最有名。天益著籍东垣。在开元至元初，羁迹燕都时始传默之铜人针法者。其子国瑞又传其术。并曾作《针经密语》。或云默所创始未竟而王氏父子增注而成。然默在元初有重名，故注其《标幽赋》《针经密语》等书各有数家，而旧时子午流注之说，默提倡最力，于针学上极有影响。

元明之间，内科则滑寿最有名。寿字伯仁，号撄宁生。仪徵（江苏仪徵）人。元末流徙于鄞（浙江鄞县）越（余姚、绍兴）之间。他的朋友都说他传东垣之学，而朱右的《撄宁生传》说他学医于京口王居中。其实他的医学中心思想确属于东垣学派。惟其学多从《内经》《黄帝八十一难经》明堂经络之学入手，并对《内经》《黄帝八十一难经》诸经作过分类的整理。撰有《素问抄》《难经本义》《十四经发挥》等书。所以他在临床上论述医学未尝逾越经旨。但我们看了《白云集》中引证他的临床疗法，却又重于辨证治疗。其用药不失温补之法。

外科和皮肤诸科一般仍踵旧说，但有二个可提出的：一是在麻风病上已知使用有效药物大风子，然朱震亨竟著文反对它；二是在外科创伤上更发明了异种移植术。在我国创伤史上发出灿烂的光辉。其事别详下文。

至于五官病科，亦仅承前说。元好问序李杲《伤寒会要》中，说杲“于伤寒痈疽眼科为尤长”，就其遗说而言，竟难证明他的话。

二、外科创伤移植术的发明与发展

外科创伤移植术中，主要有皮肤移植和骨移植二种。其历史的开始，据说与统治阶级残酷的刑罚有关。古代印度统治阶级好施“劓刑”。据说在公元前564年，它的外科鼻祖斯斯鲁太（Snruta）曾替这些罪人做鼻成形手术，史家说这就是“移植术”的滥觞。但就现代的医学而言，它不过是一种雏形的“义鼻”，与现代的移植术没有什么联系的，何况还是一种传说。

我国古代也盛行一种“劓刑”。详甲骨文上已有“”（劓）字，说明我国奴隶社会已使用此种酷刑。至秦始皇时，对奴隶和人民用得更为冤滥。竟到了葛洪说的“秦时不觉无鼻之丑”，反而成了“有鼻者丑”的反常地步。因此，也就没有医家出来研究，替他们作“义鼻”以掩其丑貌了。当然，在那时，谁为刑余之人做义鼻的话，也许他的鼻子早被劓了。

但历史上真正有外科移植术的，还是从我国开始。元天历二年（1329年），李仲南的《永类钤方》中，即有关于异种植皮术的记载。它说金创肠出整推入腹缝合后，如“在秋冬间有此证，先用断血合口药，后用狗子一只，割取腹上皮，贴疮口。割喉封药联口用同”[①]。当然，此法还可当绷带用，愈后也不揭下，与真肤合而为一。后在明初周定王朱棣的《普济方》也有相类记载[②]，而未有发展。但可肯定此法在第十三世纪以前已经发明，而一直为医家所行用。但以往史家，竟无言及。

直到十七世纪，又改用生鲜的雄鸡皮为病家植皮。康熙时史典在《愿体医语》中，救刎死法，如气管未破或微破，发觉早而气未绝，额未冷的话，可“急将活雄鸡一二只，扯下鸡皮，将线缝刀口，周围缠护，外用软绢帛并棉花扎之……勿使泄气，其中自然合而为一”。其后此法广泛被使用于大创伤。如喉创、颡项伤、肠子出等，并用此法贴补缝合。后来太平天国的军中医生，也时用此法救护伤病员。当然，我们对上述这种植皮术，是否能克服排它性，当表示怀疑。

第八节　保健组织和管理

金元政府，对于社会医药卫生的管理，略与赵宋相同。如

---

①《永类钤方》（元至顺刊本）卷二十二，风损伤折门。

②《普济方》（《四库全书》文津阁本）卷三百九，接骨门。

以翰林医官院为太医院，御药院为尚药局，惠民药局为惠民司等组织相类，仅名义不同而已。但一入元代，其制度有直抄宋代者，如它们也有御药院、惠民局等，惟医官院仍沿金制称为太医院以至于清代未变。又另立广惠司于大都（北京）、上都（多伦）诸处，这是阿拉伯式的医院，为治疗蒙古兵与阿拉伯人而设。但有时亦治在京贫民。其技术行政人员亦多用阿拉伯人。并于至元二十九年（1292年）在大都、上都各设回回药物院一所。此外，还为一般平民而设的广济提举司、惠民局和为有病的过路士兵而设的安乐堂。但多有名无实。此外还有关于制定狱医的制度的记载。

元为异族入主中国，挟其落后种族成见，对汉人颇多镇压，医药卫生人员，虽较宽容，但管理上也较以往严格。他们对社会医生和在医学（校）的学生，都要订立规章，以为处罚依据。由于种族的歧视，对于流动医生的管制更特别严格。名为保护病人的健康，实际防止人民的起义。并禁止药铺出售治病的药十二种，竟把乌头、附子、大戟、芫花、甘遂等也认为毒药而被禁售。

第九章　医学的孱守时期*

（明至清鸦片战争以前　公元1368—1840年）

第一节　医学发展的两面——孱守和飞跃

自明初至鸦片战争以前四百八十年中，虽照样有朝代的变更，但社会的基本制度仍没有什么改变。而且有时封建权力，朝更高集中的方向发展。在经济方面，则城市工商业和手工业都比以前有了发展，它反映在文化方面的，有永乐初空前巨大的百科全书《永乐大典》的编纂；就现存“大典”中著录的医书而观，就约有二百种，其中未见各家著录者，亦有三五十种，且多著撰书人姓氏，足可补正《文渊阁书目》的

---

* 此篇因时间关系，除“温病学”稍为详述外，其余各节多作提纲式的叙述。

阙误。[1]同时有周定王朱橚（？—1425年）撰《普济方》，由刘淳、滕石及一赐乐业教（犹太教）医士俺诚等参加修纂。全书四百二十六卷，凡1960论、2175类、778法、58699方、239图；其征引医书约150种，总23551页；约七百万言。为现存十五世纪以前东方医学最大的结集。并由于西方天主教和商人的关系，那时已有若干自然科学传入。与医学有关的，则有邓玉涵译的《人身说概》、罗雅谷等译的《人身图说》，及清康熙时又有石振铎的《泰西本草补》、巴多明用满文译出的《人体解剖图》。对我国医学也有一定影响。

自满清入主中国后，由于种族歧视，压迫汉族人民，对于知识分子，则大兴文字狱，因此，汉人知识分子不敢说治国平天下的经济之学，而走到纸上注疏考据所谓汉学的道路上去，这对名实的考核是有用的，但他们多脱离实际，无补于生民之憔悴，以致穷神尽气，徒垂空文以殁世而已。

正由于社会制度没有改变，其主导思想，仍是封建理学思想。他们的学派虽各不同，独于致知格物之学，颇为重视。它也影响到当时的医家，一如金元学派中人刘完素、朱震亨

① 详拙作“述《永乐大典》中的医书”，《中华文史论丛》第二缉，1962年11月中华书局出版。

等受濂洛关闽之学的影响。至清汉学家代之而起，其不同之点，就是不言释老二氏而专言孔孟之道。但所言义理之说，如理、气、性、命等，仍不出道家所讨论的范畴，只是它们的解释有时不同而已。而理、气、性、命等，也正是医家一向重视和要研究的目标，因此，如从这时期的整个医学思想来说，这不过是金元医学的引申和继续，很少独立的见解，所以我国医学历史也如当时经济停滞一样，处于孱守时期。

但在另一面，由于工商业的发展和汉宋之学的影响，对自然科学有一定促进作用。这也反映到当时的医学方面，如沈彤的《释骨》、孙星衍等整理的《神农本草》等。又以医家言，在本草学上，则有分类和名物的考订；在解剖学上，则有怀疑以往的陈说；在病理学上，则注意职业病的观察；在预防医学上，则发明人痘接种法，为近代免疫学的先驱；在治疗学上，则首先发明砷剂驱梅法，为二十世纪化学疗法的开山。都是一种飞跃的发展，可是这些，对整个医学思想来说，都没有起主导作用。因为在这飞跃的发展的另一方面，由于封建社会制度的限制，往往开了一个如上所举的很好的头，就停顿下来；仅能让近代医学接受了它而继续发展下去。对此，不能不令史家临文嗟悼。

第二节　学派的流衍

在这时期医学上的主流，有如读书人八股都尊朱熹注的四书五经一样，不外东垣学派、丹溪学派；其兼综二派之学的，则有折衷学派；而以汉学家法，尊经服古，摈斥金元之学的，则有服古学派；还有在他们看来是反动的叛经学派。

在这一时期医学重心，已转移到长江下游的三角地带，东垣和丹溪两个学派的医学在各家医学上几乎占主导地位。它们中的开山祖师，时被人（医家和社会人士）誉为医中之圣、医中之王。明王祎（1322—1373年）云："李明之弟子多在中州，独刘守真之学，传之荆山浮图师。师至江南，传之宋中人罗知悌，而南方之医皆宗之矣。及国朝天下之言医者，非刘氏之学弗道也。刘李之法虽攻补不同，会而通之，随证而用之，不存其存乎！近时吾吴中称良医师，则以能持东垣者，谓之王；能持张刘者，谓之伯……"按祎为元末明初人，其言有一部分与宋濂题《格致余论》相同，而"王""伯"之誉，则祎有袒于东垣之见者。他这里所说的刘氏指刘完素，其实那时朱震亨传罗知悌之学，也就是河间之学，其徒戴原礼、赵良仁等并以其学行于三吴，则所谓刘氏之学者，盖指丹溪之学而言。

而东垣之被称医中之王，则在元儒许衡已这样尊呼他了。石门刘桂《医论》，竟谓“丹溪，医之圣者也”。则又有进于“王”者了。

后震泽、王銮则两善之，以为“今之医者，祖述李明之、朱彦修，其处方不出参术之类，所谓医之王道，信知本者矣”！但此说已不是完全指二家之学，而是指二家流派的变迁与互相转化，以东垣丹溪为圣，皆不免偏见。如銮亦是士大夫阶级而知医者，其学虽取折衷，但亦重视温补。明季萧京以薛己为医中“大成继圣”的人物。至清章楠又以叶桂为医圣。我们从以上诸家的评述，似不难窥这一时期医学趋势，自以朱李为主流了。

第三节　东垣学派

李杲弟子，多在中州，名多不显，于罗天益诸人外，更罕有著作传世。然其学元初已传江南，先在吴中立足。盖葛乾孙之父应雷，传中州李氏刘张之学，罗知悌亦授其说于朱震亨。应雷撰有《医学会同》，书佚不传。乾孙承父学，著《医学启蒙》，而书亦佚，仅在朝鲜黄度渊的《医宗损益》中引见一条。然时人托名乾孙的《十药神书》，虽处方不尽属东垣，其精神仍属温燥原则。如重用十灰散之类，颇为丹溪学派所非议。

然东垣之学，自明初以至清代，传其学者，实不乏人。如伤寒方面有陶华、喻昌、徐彬；痘科方面有聂尚恒；眼科则有倪维德；杂病则有薛己、萧京；内科则有李时珍、龚廷贤、龚居中、黄承昊、卢复、周子干、李中梓等。中梓之徒甚多，有尤乘、马俶、顾开熙等；然同县沈璠，颇指驳中梓温补之误。清代宗温补之说者，自以张璐为领袖。

第四节　丹溪学派

丹溪之学，初多传于里人浦江赵良仁、戴原礼，他们后来都徙居吴中，原礼后任太医院使，因这一阶层中人，惟温补最受欢迎，故原礼中途叛去，转化而为东垣学派中人。凡读原礼之《金匮钩元》和《证治要诀》及《类方》，即觉其中寒暑截然两途。而蒋武（用文）、刘文泰等为太医院使或御医，皆受其影响，好用热药，文泰且以此获罪谪死广西。原礼传于王宾，宾佯狂不仕，传其学于盛寅，寅亦以显贵，子孙传其业，而吴中遂为医人渊薮。惟良仁仍守其师说。其《金匮衍义》一书恪守丹溪家法。

其次有会稽刘叔渊，亦亲炙丹溪之门，子纯则兼祧东垣而为明初折衷学派巨子，洪武之季（1398年），曾以其学传于西北武威诸地。时王履以诗人兼艺人亦受学于丹溪，作《溯洄集》，不仅对东垣学派攻击不遗余力，即对《伤寒论》亦有间言，自后东阳则有卢和，义乌则有虞抟，并为丹溪之学。而王纶、刘溥、程充、方广、汪机等，并此派中的嗣人。但由于震亨自己也有采用东垣之处，故许多地方，已不能如张从正有那样高峻的门户。

在外感方面，有缪希雍、吴有性、郭志邃、叶桂、吴瑭等，他们有直接师法河间、戴人，然滋阴降火说，对于后来吴中医家急下存津之法，自有启发之功，则叶桂、薛雪诸人，亦不能说与丹溪学派无关。至若陆懋修虽服古中人，然治外感有时却和河间歆合无间。

第五节　折衷学派

元明医学，因多守门户之见，故被时人不满，以为医贵通权达变。如许衡之评河间、易水，王祎之评东垣、丹溪之学，皆不过各守一偏。祎谓“药贵合宜，法当应变；泥其常者，人参反以杀人，通其变者，乌头可以活命”。盖亦深鉴病人误受医家坚持门户的祸害。而另一方面，则当时不论守东垣或丹溪之学者，多为上层社会服务，则折衷二家之说，正是这一社会中人所欢迎。于是元明以来，遂有此一学派的医家出现。

为此派之说者，其先多为丹溪学派中人，如徐用诚、刘纯辈，原皆承丹溪之学。而纯本用诚《医学折衷》续加扩充而成《玉机微义》，并博采二家之说而无所轩轾。其后浙东有张介宾、赵献可辈，本太极坎离思想，重命门之火，两肾之水；故窃丹溪之地黄，取东垣之桂附，成为滋阴温补之说，大受士大夫欢迎。盖龚元礼、王纶、薛己之学，而高斗魁、吕留良等宗之，行于浙东西，与吴中立斋医学成呼应之势。然介宾却又盗憎主人，反噬丹溪。献可则奉命门为君主，以相火傍命门；全为迎合当时纵情声妓的腐朽生活中人立论。时王肯堂亦受原礼医学影响，其《证治准绳》，即据原礼《证治要诀》之义而作。然就《六科准绳》而言，他是窃取楼英《医学纲目》而参用董宿方贤《奇效良方》、薛己《医案》等书加以补苴扩充者。楼方二书不主一家，而薛固东垣悍将，为贵族服务，故亦兼祧丹溪的地黄，极重六味、八味地黄丸，至介宾、献可二人而加剧。

至清，则叶桂、薛雪诸人，皆出入于东垣、丹溪二家之门，通权达变，如叶于外感宗河间，内伤宗东垣丹溪，略无少滞。下此，则刘奎、吴瑭、王士雄、蒋宝素等，皆其余裔。要之，外感之病多主河间，而滋液存津，则不能离丹溪的寒凉滋阴的原则。然久病胃呆，濡泄下利，固又不废升阳益气之法也。其中叶桂之说，行于三吴，吴瑭、王士雄承其学而行于大江南北。柳宝诒则接其绪余，成为封建社会折衷学派的殿军。

至于不名一家而惟裒集群书，以资医学的普及，如汪昂（1615—1699年）属宾客所编的医书，固不能把它们入于流派之中，但此类医书流传极广，颇可为折中学派张目。葛廉夫据《王氏家乘》诸书所说，昂本新安（安徽休宁）的富商。自言“浊富”，欲以传善书之意传布医书。昂在八十岁的寿辰时，于花园中设医书馆，延聘名医七十一人，请他们编辑各类通俗医书。约一年而自《素灵类纂约注》至《汤头歌诀》等书撰成。[①]即印送三万部，未一月而送尽，乃任人在书坊中自行翻印。[②]故流传极广，至今凡学医者，几乎无不读过汪氏之书。在当时而言，汪氏也可说是“富而好礼”了，乾隆四

---

① 按汪昂青年时曾修举子业，其后谢去，乃改而为商。然非全不知医者，其书行世，亦非尽在康熙三十三年（1694年）八十岁之后，如《素灵类纂》出版于康熙十八年（1679年）至二十一年（1682年），而《医方集解》亦问世，均非八十岁以后之书。或其书皆为招聘的名医所编，而《本草备要》编成以庆其八十岁的寿辰。

② 参看近人邱绂《历代名医学案》中清汪昂学案，引葛氏语。

年（1749年）开馆由吴谦改师立等负责编辑，至十四年编成的《御定医宗金鉴》凡十五门计九十卷，那样大的书，要有贡献得多。可是前者却被陈念祖之流肆意讥评，而后者因其为“御定”之书，就不敢吭一声了。

第六节　服古学派

在张元素提出古方不能治新病的口号以前，刘元素治内伤已不用“局方”，治外感不用朱肱《类证伤寒活人书》的疗法。而自元素提出古方不能治新病的口号后，接着罗知悌又有“拆旧屋，凑新屋”的喻词，古方遂不为世重。而这时却有一个人站出反对元素那句口号的，这人就是项昕。他说古方是可治新病的，“古今方同一矩度也”。

但那时古方的藩篱已被抉破，人自为方，并到了难以收拾的地步。王纶也说，“东垣丹溪之书大行于世，今之医者，见其不同古方，率皆效颦，辄自繁方治病，药性不明，处方无法，卤莽乱投，反致变证多端，致难识治”。这正是金元学派末流之弊。因而有人起而反对它，以为《内经》《黄帝八十一难经》、仲景之书，宜尊服而不可非，发展而为服古学派。

在医经方面，先后有马莳、吴崑、黄元御诸人；在经方方面，先后有方有执、张璐、冯兆张、徐大椿、陈念祖、陆懋修等。他们多受当时汉学家的影响。其中批判四大家之说，以黄元御最为激烈。他因一目被医误治致盲，故习医学，曾参加《四库全书·医家类》的编纂工作。又受纪昀的影响，故于时医有宿恨。以为仲景之学，除孙思邈外，没有一人是有“一线微通”的。而他自己治病好用温补之药，但他却辱骂薛已、张介宾、赵献可、高斗魁、吕留良诸人之用丹皮、栀子、地黄、芍药、麦冬、黄柏、龟板之辈，以为祸首是钱乙的六味汤丸，而泄火滋阴之法，则发于河间、丹溪二人，遂以刘朱为“二悍”，薛张之辈为“群凶”；谓“二悍作俑，群凶助虐”。又因他们多用此等滋阴之药，说是：“遂成为海内恶风，致令生灵夭札，死于地黄者最多。”还骂李杲、骂陶华等有如“徐世勣少年无赖作贼，逢人便杀”等。他将黄帝、歧伯、扁鹊、张仲景四人所撰述的《内经》《黄帝八十一难经》《伤寒杂病论》《金匮要略》诸书纂为一帙，号曰《四圣心源》。连其他的书共八种。他的书后因张仲远在川楚做官，替他宣传，所以那些地区的医家多奉其说。后又流传湘、赣、云、贵，以及粤东等处。与陈念祖之书流行于北地者，合叶系医家之书，则清代医家学派所占势力的分布地区，也不难了然胸次了。

第七节 叛经学派

金元四家，它们虽然提倡创用新方，反对古方，但它们都从《内经》《黄帝八十一难经》、仲景诸书中去找理论根据，而很少有人批判它们的。可是由于四大家的争论，轻蔑经方，因而也出现轻视医经的医家，这就是明嘉靖七年（1528年）赵继宗在他的《儒医精要》中，不仅批评了四大家，而且还批评了张仲景、王叔和诸人。刘桂在他的《医论》中综括其书要旨有六：一驳丹溪专欲补阴……之弊；二辩王叔和命门属火之误；三辩张仲景伤寒无汗吐下法；四辩张洁古无中暑中热之分；五辩中风无火气湿三者之论；六辩十二经脉之差缪。以为继宗“乖悖经旨，得罪于名教多矣”。大有明高武见黄廉《痘疹全书》时评语“杀长沙，戮叔和，族灭丹溪”之慨。按继宗的反对仲景汗下吐三法，谓不如用《神农本草经》和解之药，不必拘于何经，使气味相投，自然消散。实颟顸无科学性的话。至评叔和，则谓“人身气血日夜流通，周而复始，如环不息，若专注各脏部位，是有间隔，关绝血脉，不相流通”，这却具有十分科学性的批判，而对明堂流注的针灸学来说，也很难位置了。其次则有陈士铎，他的《石室秘录》一书，借时人崇信古人心理，托言歧伯、仲景诸神灵所授，实际他是借此打破以往尊经服古之误，学者以为欺世诬圣。但他能大胆地扫除过去陈陈相因之说，实为这一时期医学上别创新境的医家；故顾世澄的《疡医大全》、沈金鳌的《尊生书》，“皆广引其方论，信服其新奇”，决非偶然。

第八节　解剖学的新发展与停滞

解剖学在我国的发展很早。《灵枢·经水篇》所说的大多符合现代科学的解剖；但记载简略，又为阴阳和宇宙本体论所阻，学者感到犹多未尽之处。其后更被礼教束缚，未能继续发展；如王莽解王孙庆等事，颇为当时诟病，此观桓谭为莽此事作辩的话可知。此期解剖，创有二事：一为宋庆历间（1041—1048年）杜杞镇压欧希范的起义军不得，乃诱降杀之。被刑时州吏吴简遣医及画工宋景就图而详记之。凡二日剖五十六腹，颇可纠正医经之误，如肝微右、脾微左之类，此说犹见宋人所撰的华佗《玄门内照图》。它说：“肝为将军之官，其治在左，然以今之脏象校，则肝在右胁右肾之前并胃，而胃与小肠之右外。”其后滑寿、钱雷诸人宗之。然亦有误记如：喉中有窍三：一食一水一气等，已为沈括所驳正。一为崇宁间（1101—1106年）泗州郡守李夷行刑罪人时，亦遣医并画工绘制解剖图。至政和三年（1113年）泗州杨介得希范图，并参泗州之图，及取与烟萝子所画《五藏图》条析而厘正之，又益以十二经络，综为《存真图》。实则已多改窜，故赵希弁说，“介校以古书，无少异者”。并说比当时所画的“欧希范五脏图，过之远矣”！今《存真图》犹略见于《玄门内照图》中，除上揭出的肝脏在右之说外，确与一般明堂图无少异，实是我国解剖学史上一种无可补偿的损失，介之罪大矣。

至欧图还绘有欧诠、蒙干二人病变之图，这又是我国创绘《病理解剖图》之始，今竟无所见，则介之罪更大。病理解剖在我国第五世纪时已有记载，唐赐因患蛊将死，遗“属（嘱）死后刳腹出病”，其妻依“属”而行，但结果因宗法关系，其妻竟判死罪。[①]这是封建社会阻碍解剖学的具体事例。而《龙川别志》又记举子徐遁所述饿夫脔人而食之事，见其府藏脂膜经脉循行现象，邵博《闻见后录》说，无为军医张济能解人，而视其经络；因岁饥疫，人相食，凡视一百七十人。以事同，故有相类的记载，然并多缺略。惟明何一阳在《医学统宗》中，自述壮年时“以医随师南征，历剖贼腹，考验藏

① 参看《宋书·顾凯传》。

府”的记载，多与现代解剖相近。并已提到生殖器与泌尿器在解剖上的部位与形状。

从以上的记载，足见我国医家，并不满足于已有的明堂图。而偶有实地的解剖图，又往往败于俗手。直至十九世纪初叶，才有王清任（1768—1831年），以毕生精力，从事考验脏府。清任字勋臣，玉田（河北玉田）人。他感到医家诊病，当先明脏腑。但他见古书脏腑图论多有矛盾错误之处，那末就不能依据古书把病治好了。因而先作十年的思想准备后，从1797年开始至1828年的三十多年间，时作实地踏勘观察和访问死尸的解剖部位形状的工作。把古人所绘的脏腑图形状列于前，而以自已看到的脏腑形状绘列于后，以资对照。并将它们的解剖部位、生理情况和古医书加以对照并纠正说明，于临卒前之一年（1830年），始成《医林改错》二卷。他在序中说，此书“非治病全书，乃记脏府之书也”，是不错的。我们读了它的《藏府记叙》，就不难看出古书对于脏腑记载的疏舛，而反映古人治病之冥行擿埴，知解剖学之亟须提倡了。然由于封建社会，还没有解剖尸体的法令，医家是没有亲执解剖刀作为实验的权利，即此在尸体旁边观察，虽仍难免有不到之处，与现代的解剖学亦有所距离。但就他伟大的实践精神而言，已觉难能可贵，绝不逊于修制《本草纲目》的李时珍。

还因为他处在宗法社会，人们对于尸体的完整，有极严肃的观念，这只要看《孝经》说的“身体肤发，受之父母，不敢毁伤”的话，就可明白了。因此，他的行动，他的撰述，是和儒医们不相容的。虽说实际上他的双手在三十多年中，从没有触到尸体，但是成书不久，在咸丰年间（1851—1861年），就被儒医陆懋修严词呵斥，以为他不应在死尸中讨生活，而且是改《素问》《黄帝八十一难经》《伤寒论》等书的错误，更有罪不容于死之概。但我们知道对于客观存在的是非，是无法动摇的。不过医学革新的气运，却受这种障碍而至中断了。

第九节 本草学的发展

唐慎微的《证类本草》，自从几次公私修校之后，虽不断地流传，但多深锢于有力的藏书家的箧架中。其他虽有若干次的官修本草，当事者不是敷衍塞责，就是书成之后，即把它沉沦秘阁，与外界隔绝都不产生什么影响。因此，一般医家所能诵读的，不过坊间所刊行的洁古《珍珠囊》，及从《珍珠囊》中翻为韵语的《药性赋》等书。其他许多本草，大多摘录慎微《证类本草》，略加补充而成。仅体制稍有变异而已。

但在明清间有两部突出的本草书，其一是李时珍的《本草纲目》，其次就是赵学敏的《本草纲目拾遗》。而明李中立的《本草原始》，则为别树一帜的生药学书。清吴其浚的《植物名实图考》，可能受此书影响而作。

一、《本草纲目》

《本草纲目》的作者李时珍（1518—1593年），字东璧，号濒湖，湖北蕲州人。父言闻，是一位世医。时珍之医是向他父亲学习的。它感到唐慎微的《证类本草》，已不能适合时代需要，许多经验的本草，都要总结它。乃以个人之力，于嘉靖三十一年（1552年）开始搜集资料，至万历六年（1578年）全书完成，八年携稿至太仓求序于王世贞。大约在十八九年间（1590—1591年）刊于金陵（南京）。它是从慎微《证类本草》上发展起来的。但其体例三订，都不同以前的本草学家，他也打破以前本草皆依《神农本草经》的分类法，扩大十六大类为纲，六十二小类为目，不使过去"本草"那样，把水类、土类的药品牵强地把它归于玉石类等。其中许多分类都很合科学。并纠正以前"本草"上不少错误的归类。又将认为没有用的药物加以淘汰，而增加了认为有用的本草计374种。全书共收录1892种。大概十六世纪以前的药物，基本上都被收进去了。现在所知许多有效药物，多被载在此书。书中又以药名为纲，历代各家“本草”之说，析作释名……为目，中复引证百家之说为注而多所发挥纠正。所以它不但是量的增加，而且也有质的提高，在当时各国的药典中是无与伦比的。后被翻成七八种外国文字，这给西方药学上的影响是不小的。

自从《本草纲目》一书刊行以后，医家多奉为指南。许多本草书，都根据它加以删补编纂的。在天启四年（1624年）倪朱谟即据此书而作《本草纲目汇言》，它是依时珍《本草纲目》的药品序次，广征诸家本草及临床家治验之说而成，引证浩繁，为一部具有新的内容之书。其后明张三锡复将时珍《本草纲目》删节而为《本草选》。清顺治十八年（1661年）沈穆选其中要药八百余种而为《本草洞诠》。清康熙五年（1666年）郭佩兰以时珍《本草纲目》为主，辑为《本草汇》。六年（1667年）何镇复纂而为《本草纲目类纂必读》。二十二年（1683年）王翃又删繁节要而为《握灵本草》。所以明清以后的本草，属于时珍《本草纲目》系统和洁古《珍珠囊》系统之书，平分了秋色。盖一在提高，一在普及。正如秋菊春兰，各擅其胜。而慎微《证类本草》，几乎已不复为医家所知。但后来只能看到明季坊间删节其书，如万历时书估托名龚廷贤的《本草药性赋定衡》、王文洁的《太乙仙制本草药性大全》，及同时徐三友所辑的《大观本草炮制》等书。盖一者市医有此需要，一者书肆投其所好，所以这些书形式不同，内容依旧，此学遂不能不入于衰敝之境。

二、《本草纲目拾遗》

时珍《本草纲目》刊行后约一百八十年，即乾隆三十年（1765年）乃有赵学敏《本草纲目拾遗》问世。此在本草史上，实亦一件大事。

学敏字恕轩，号依吉，钱塘人，生活于十八世纪。他并不是职业医生，而是一位博学深识的通儒。于医学本草的研究之勤，是罕见的。他不仅读完邻人黄贩翁所藏医书万卷余，而且家有余地以为养素园，就中辟一畦，作为药圃，观其生长根茎花叶果实形状，以证验文献上的是非。同时又好游，观察山川名物，喜与有关医药家周旋，故串医药伙，多与往还。因此，他对医学上各方面都有撰述，而以《本草纲目拾遗》一书为最。

他对时珍的弘博也是极佩服的。但他觉得许多生物，积日既久，种类殊多，风土不同，则部族歧出，往往一药而有多种。他在序中并举霍山石斛和于潜白术二物为例，以为"皆近所变产"，又因在许多文献中所记载的经方良药，时珍亦多遗漏，而一百八十年来医家所用之药和在这时期中从域外传入之药，都为时珍书所不及载，自然需要作一番补遗拾阙的工作。此外时珍书中有一部分还有失实，分类归属并有不妥之处，也须加以纠正。因作《本草纲目拾遗》一书，凡十卷，计药716种，并以“正误”一篇冠于首。他说是书专为拾李氏之遗而作的。其所取材，除方技之书和亲自试验及目见，亲友的传闻外，凡正史稗传、山经地志、边防外纪、教士撰译、药肆说明、商号广告等，并为参考之资。即就引证图书而言，即有六百余种[①]，其浩穰也是空前的。

三、偏重生药产地形态的本草学

（一）《本草原始》

本草学大抵偏于综合性的为多，而对于药物的形状识别，只不过其中的一端。但这时却有重视本草形态一类的书出现。即明初朱棣曾辟地栽种可食的植物，观其生长经过与状形而描绘之，成为《救荒本草》。然不尽为医家而设。后来雍丘（河南杞县）李中立于万历四十年（1612年）根据生药形态作《本草原始》一书，或受《救荒本草》影响。这书是中立年轻时作成的。颇得杞县令马应龙及其师罗文英的重视。说他作书是

① 参看章次公“本草纲目拾遗引书编目”，《医史杂志》第2卷，第3、4期，1948年10月中华医史学会出版。

能“核其名实，考其性味，辨其形容”及“必推其体”的，并能把每一种药品亲自书写勾画。所谓“皆手自书而手自图之”者。其原书图绘极精，原稿也许是彩绘的，但后来翻版，已多失原形，并且部次也不尽同。

所以这书最大特点，是打破《大观本草》以下各家本草所附的本草图的承袭，他在许多药物图旁，多记其根叶皮肉形色，根茎果叶的修短阔狭，可说是我国一部现存最早的生药形态学的书。其后何镇所纂《本草纲目必读》，其论从时珍《本草纲目》，而本草诸图则摹绘中立之书，并能得其仿佛。乃日本正德四年（康熙五十三年，即1714年），稻若水作《本草图翼》，其图盖全窃中立此书。

（二）《植物名实图考》

与中立书性质相近而专考植物产地形状的，则有十九世纪时吴其浚（1789—1847年）的《植物名实图考》。全书共收1714种，为十二类，合三十八卷。尚有《植物名实图考长编》二十二卷，属于獭祭，可勿论。其最大价值在于《植物名实图考》记录的翔实，凡有可疑，也不轻下结论，尤其所有植物的图片，几乎都据实物描绘下来的。因此欧美、日本植物学家，多借镜此书，但它虽比《本草原始》正确，而不及《本草原始》分段绘图之更含有科学性。

吴其濬，字瀹斋，别号雩农。河南固始人，嘉庆二十二年（1817年）会考一甲一名进士（状元），散馆授翰林修撰及兵部侍郎。历任湖北、湖南等八省学政巡抚及总督等大官。因其宦迹丰天下，所任又都是地方长官，故有条件搜集全国各地的药用植物。首先参考文献，绘制图片，以成此书的长编，后于其中选辑主要植物作成《植物名实图考》。这自然比李中立青壮年作《本草原始》时的条件，不知好多少倍。因中立也是河南人，这就不能不使人想到中立的《本草原始》一书会给吴其濬《植物名实图考》一书以影响。但笔者查检《植物名实图考》和《植物名实图考长编》似都没有征及中立之书。吴氏之书，繁征博引，自《神农本草经》直到《滇南本草》，偏偏遗了“中立草本”，这是令人难于理解的。

（三）地方本草图

关于地方本草图，有明兰茂（1397—1476年）正统时撰的《滇南本草》，嘉靖三十五年（1556年）范洪和清康熙三十六年（1697年）高宏业先后续兰书而成《滇南本草图》十二卷，都是云南地方本草书，对药物图形都很重视。尤其乾隆五十四年（1789年）琉球吴继志的《质问本草》，每药皆分写三份寄至中国，请三个药肆中人鉴定何药，只要有一个人不同，就不肯定此药名称，其慎重名实如此。故其图象十分逼真，亦我国图本草书中所罕见。

第十节 免疫学的发明与发展

一、人痘接种法的发明及其传入西洋

免疫学的发明，不仅为近代医学发展的里程碑，也是人类文明进步的巨大标识之一。这一光荣事业，正是我国人民所创造的。发明者不仅是民族的英雄，而且也是人类的英雄。如葛洪就是这种人类英雄之一。

免疫学的思想，在我国第四世纪前已有葛洪以狂犬脑敷治狂犬伤的记载，虽其操作的方法上有问题，但就其思想而言，则几与法国巴斯德的防治狂犬病的原则相一致。[①]到了第十五世纪又有以牛虱防免痘疮的记载。至十六世纪中叶，即明隆庆间（1567—1572年），终于发明人痘接种法了。因这时有宁国府太平县已流行人痘接种法。后来万历天启间（1573—1627年）如程从周的《茂先医案》、周晖的《金陵琐事剩录》

① 参看近人刘永纯博士的“瘈狗病之史观及其诊断方法的初步检讨”一文。文中对葛洪以狂犬脑涂治伤口，做了客观的评价。

等书，并有关于种痘的记载。当时已有几种接种法，有取所贮痘浆沾染衣上，以衣欲种之儿，那末被接种的小儿，三日发热，三日见痘，十日而愈。此所贮的痘浆可能是传递而种，有减轻毒性的可能；又有用痘汁纳于鼻腔，痘即自出。后来多用此法，称为“鼻苗”或“鼻痘”。

鼻苗之法，初只用痘痂为粉，以管把痘粉吹入鼻孔，而以棉花塞之，三日即发。后又分水、旱二种。水苗即以痘痂研粉调水，用棉花蘸上此痘浆塞儿之鼻孔（男左女右）；旱苗即以痘痂研粉，仍用棉花蘸上痘痂之粉塞于儿鼻，并能使痘发出。

但当时由于经验的积累，又把此等鼻苗分为两种：一为“种苗”，即用鼻苗发出的痘痂研粉为苗；一为“时苗”，即用天花结下之痂，操作接种，并如前法。证明“种苗”最为稳妥，“时苗”则有时发出之痘，有如流行的天花，颇多危险，故后来多用“种苗”。其后更加改进：把此种“种苗”，递相接种，四季不断，故毒性愈来愈减，接种此种“鼻苗”十分安全。而“时苗”遂被淘汰。提倡种苗的有郑望颐等，与时苗痘师各有论争。当鼻痘发明而获得病家相信时，亦引起一部分痘医的嫉视，作种种破坏，即名医如张璐，也有诽谤的话。至关于种痘专书，则明董其昌（1555—1636年）的《玄赏斋书目》中已著录《种痘书》一册。如非后人追加，则崇祯前已有专书行世。至张琰于乾隆六年（1741年）作《种痘新书》，则为现存较早的人痘接种法的专书。

我国的人痘接种法，在十八世纪时，因西洋天花盛行，闻中国有此免疫法，即派人前来我国学习。首先由俄国派学生前来学习，后来中国的“人痘法”又由俄国传至土耳其，而当时英国驻土耳其公使夫人首传其法于英伦，后又传至北非以至印度；而朝鲜、日本的人痘接种法亦径由中国传入（当时或有日人派痘师来中国学习此类种痘法）。

二、牛痘的创制及其传入我国

由于我国人痘接种法之发明并传入欧洲，引起了它们的注意和研究，首先由英国琴那氏注意我国人痘接种法的免疫事实，又参用德国榨牛乳者，不染天花之事，因而利用牛痘之浆，接种人身，而创制了“牛痘”接种法，时为1796年，即我国嘉庆元年。至嘉庆十年（1805年），此牛痘法即由一位在澳门葡萄牙籍的商人许威氏（Hewitt）传入中国。由于当时尚未有封闭贮苗法，故须沿途招雇儿童接种，使此种痘苗不致中断，所以又称它为“活苗”。当时由英医皮尔逊（Pearson）撰、斯当东译《英吉利国新出种痘奇书》（内题《新订种痘奇法详悉》）一书，叙述了牛痘发明经过与接种法，及传入我国的经过情况。这也是近代西洋医学传入我国的嚆矢。并由十三行之一的会隆行主人郑崇谦派人前往澳门学习牛痘种法，第一期有梁辉、张尧、谭国、邱熹诸人。而熹最杰出，他在嘉庆二十二年（1817年）撰《引痘略》一书，自费刊行。其中除引种方法外，其他病理和治疗，概用中国原来的学说。也可说是我国人初步接受近代西洋医学的嚆矢。

过去资本主义国家和我国资产阶级的学者，都一致认为"牛痘"是近代免疫学的开始，但又数典忘祖地不知它是由我国的人痘接种法传至西洋以后发展的结果。即不然，我们人痘接种法的历史，也早于琴那牛痘法二百多年，要知时间是不能逆转的。

但由于人痘接种法的发明，可被预防的传染病种类日多，对居民构成威胁的传染病的比重日见减少。1949年以后，由于贯彻以预防为主的原则，在控制传染病方面取得了极大的成绩，如天花的绝迹就早于资本主义国家多年。1980年，联合国世界卫生组织（WHO）在肯尼亚首都内罗毕举行第三十三届大会上宣布：危害人类数千年的天花已被消灭。为了纪念这一胜利，1979年10月26日被命名为"世界天花断绝日"①。当时中

① 参见王炎"天花的末日"，《历史知识》，1981年第3期。

国代表章以浩也在这个证书上签字。[1]

第十一节　传染病学

传染病在各期历史中，一向占重要地位，因它占各病中十之九，而他病仅十之一，历来医家诊务，几亦全在于此，故宋孔平仲《续世说》引时谚曰：“枇杷黄，医者忙；橘子黄，医者藏。”这可以反映它在整个医学发展史上的比重，而到这一时期，则更见重要和复杂起来。清代三百年来医家的聪明才智，几乎都尽于此。所以清代医学上最重视传染病，也是中国医学历史上最突出的一个现象。其主要因素，有以下几点：

第一，此时中外交流日趋频繁，许多新的、旧的传染病如鼠疫、天花、白喉、猩红热、真性霍乱等都接踵传入，并极其严重地流行，增加旧日传染病学的内容，以致疫情更趋复杂。

第二，汉以后略当于传染病学总论的温病学，因张仲景书的流行，被降为伤寒学中的支蘖、附庸，但因客观上传染病的滋繁和种类的增多，致原有伤寒以六经为节族的旧框子，碰上了困难，不得不打破此旧框子而别辟新境。于是温病又从伤寒

① 参见吕宝成等“全球消灭天花简史”，《中华医史杂志》，1982年第3期。

中分出自立门户，并由于它的发展，逐步夺占伤寒的地位，由支蘖、附庸变成宗主、大国；而伤寒则由宗主、大国降为支蘖、附庸，最后几乎到了没有立足的地步。

第三，由于医家派别关系，造成新旧之争，及新与新之争、旧与旧之争。但它们却又有一种共同的传统思想，就是“事必稽古”，纵是“新病”，也必须取证古书，主要的是《内经》《黄帝八十一难经》、仲景书，从它们那里找寻论据。这样，伤寒的地位被削弱了，但其方法，仍然占支配地位。到了叶桂这一学派的兴起，裁镕河间与吴中旧有的医学，以“薄剂”取容病家，始张异帜于吴中，继而风行南北。但其中仍因派别的成见，各持《内经》《黄帝八十一难经》、仲景书中的片段论证以拟“新病”，自然要产生互相纠弹、递相疮痏的论争。故此一时期的传染病学，虽有“百家争鸣”之盛，而结局多成“一哄之市”。如论争最多、最久的“温病学”，迄未有统一的意见，此因他们各持支节之说，而忽略它的整个历史发展过程，自不会明了它的原委了。

一、传染病学总论——温病学

（一）为伤寒附庸时代的温病

急性传染病，在南方是一向极其流行的。故早有如前所揭的“南方暑湿，近夏瘴热”，而造成“丈夫早夭”那样的悲剧。所谓“瘴热”即《吕览》之“燀热”，有厚热、大热之意；即《史记·仓公传》引《扁鹊脉书》中之“热病”，亦《内经》中但热无寒之“瘅疟”。[①]它其实已被包含在五种伤寒的“热病”“温病”或“湿温”病中。举凡恶性疟疾、肠伤寒等，并有此种证象。

“温病”最早见于《内经》、仲景诸书，但它们之间已具有不同的含义，惟晋初司马彪《续汉书》礼仪志中的“温病”较有原始的含义，实为“疫”“疠”的同义语，也即“热病”“时气”“天行”“伤寒”的别名。但由于时间和地域及称谓“雅俗”的不同，所以后人看来有若不同之病，但这其间曾有提过二次统一的意见：第一次是《素问·热论》：“热病者，皆伤寒之类也。”第二次是晋陈延之《小品方》所记的：“云‘伤寒’，是雅士之辞，云‘天行’‘温疫’，是田舍间号耳，不说病之异同也。”所以如概括他们的意见，则“温病”“伤寒”等，都是广义的一切急性传染病的总称，也就是《汉书》中的“瘴热”。如作为医学的门类来说，则它们是

① 按《素问·疟论》曰：“其但热而不寒者……名曰瘅疟。”王冰曰：“瘅，热也，极热为之也。”则与后来“温热病”的症候定义相同。

属于传染病学总论之类的医学范畴。

温病学在《素问》和“伤寒例”中，其发病因素，因地位、处境而不同。它在《素问》中被说成是一种先由失去抵抗力而患的新感之“温病”。并分为“小人”“君子”①而受病不同。即辛苦之人“冬伤于汗②，春必病温”。冬伤于汗的，自然是庶民中的劳动人民——辛苦之人。故《阴阳大论》亦云，“是以辛苦之人，春夏多温热病”。此以冬天劳力出汗，减低它的抵抗力，至春易得温病之意。其发于“君子”的，则由冬不藏精③而减低它的抵抗力所得之温病，如“夫精者，身之本也，故藏于精者，春不病温”。所以也有“冬不藏

---

① 按“君子”“小人”之词，本出《周易》。为统治阶级与被统治阶级中人的对称。然历来注《伤寒论》者，不下百数十家，于“君子”“小人”之义，皆无确解，曾见某些医刊及伤寒论讲义，把“君子”注释为“小心谨慎的人”，而以“小人”注释为“不小心的人”。实亦望文生训。

② 按“汗”原作“寒”，刘奎（松峰）《说疫》引《云笈七签》作“汗”，今据改。奎称“汗”字“甚妙”，较“寒”字有义。今详《居延汉简考释》疾病死丧类，有许多简都提到“伤汗”“伤寒”二种病名。刘完素《伤寒直格》亦屡提到它，以热病为“汗病”，及伤寒俗称“汗病”等，知“汗病”即温病、热病的俗名，西汉前已经流行。金元民间犹沿旧说，惟《温疫论》载：“疫疠得汗而解，故燕冀名为汗病。”则仍昧其根源。但可看出明清时河北民间尚有“汗病”之名。至陆懋修说，寒温皆称汗病，则本河间之语。

③按《世补斋医书》文九，论嘉言误解《内经》精字，以精指一身津液之精，及精即是汗，以驳喻昌肾精之意。实为陆氏自己的误解。

精，春必病温”之语。东垣《此事难知》释之曰：“因房室劳伤，与辛苦之人，腠里开泄，故为温病。”故《阴阳大论》又说，“冬时严寒，万类深藏，君子固密，则不伤于寒”（汗）的“君子”，而无“伤寒”——“温病”“汗病”之患。所以《阴阳大论》又有“君子春夏养阳，秋冬养阴”“小人触冒，必婴暴疹”等因阶级生活的不同，而发新感的“温病”之说。此处和《素问》中“春伤于风，夏生飧泄，夏伤于暑，秋必痎疟……”，并为新感的传染病。

但历来温病学家，除东垣《此事难知》无意中释为新感，及张介宾有意的辨其为新感外，皆不解上面经文之本义，把它们置于“伏气”的温病之中，遂歪曲了温病学的发展历史。把这种新感和“大论”中的“中而即病者，名曰伤寒，不即病者，寒毒藏于肌肤，至春变为‘温病’，至夏变为‘暑病’”之属于伏气成温的视为一语。

不过，此时的温病，在仲景的《伤寒论》中仍为太阳病中的一种病状：“太阳病发热而渴不恶寒者，为温病。”又以“风温”为伤寒中之坏证，也都属新感之温病。

温病在《素问·热论》中，未被指名道出，王叔和《脉经》中的五种伤寒：伤寒、热病、风温、湿温、重暍，它也不在其中，故与《阴阳大论》不同。但《脉经》中却有五脏温病之说，则伤寒温病，有时属于互词。故至第五世纪时的《黄帝八十一难经》，把它放在五种伤寒之中；但又有参差，即有中风、温病，而无风温、重暍之名。宋侠在隋时作《经心录》，从《脉经》基础上把伤寒扩为九种，即除中风外，更加入阴毒、阳毒、热毒、温疫、天行等五种。也无“温病”之名。至巢元方等作《诸病起源论》时，已病其汗漫，故只分伤寒、时气、温病、热病四门。《千金方》以温病附于伤寒。《外台秘要》亦仅分伤寒、天行、温病三个门类。其实它们所叙的证候，几乎都与伤寒相同的，尤其《诸病起源论》如此。故至《太平圣惠方》中，尚未为温病另立门户，而散附于热病诸门。

从上文可以看出：自《内经》至北宋初叶，“伤寒”是各种热性病的总称，亦如陆懋修所说《伤寒论》是“五种伤寒之总论”[①]。而温病不过是五种或九种伤寒之一，并且是可有可无，不代表传染病的总病名，所以此时它尚处于伤寒的附庸地位。

（二）新病涨破旧框

但温病自北宋中叶之后，由于庞安时在《伤寒总病论》中

① 参看《世补斋医书》文二，伤寒有五论，第一、二、三论。

的重视，渐见抬头。他把过去属于伤寒范畴的风温、湿温、重暍、温毒的四种伤寒，变称四种温病。并举叔和“同病异名，同脉异经”之说，为温病别立门户的论据；他认为由伤寒变成的四种温病，较伤寒更为重要。他在上苏轼书中颇以能识别温病坏证的老马自居，而沾沾自喜地说：“由伤寒复感异气而变成的四种温病，如仍依伤寒汗下治法，则必死无疑。”并指出，当时医家对较能认识的伤寒汗下之法尚有误用，何况对素所不明的温病。所以天下由温病而死者过半。[①]这是温病初次被提到重要地位的历史事件，但却被以往的温病学家或医史学家所忽视。又安时首先把麻疹划归温病范畴，至于天花等传染病划归温病，则《巢氏病源》诸书已这样做了。

安时在温病疗法上，根据《阴阳大论》之说，提出应从地理气候不同的条件来处理它，而不应硬套伤寒之方以治温热病。他这些话对后来的朱肱、郭雍，及元明以来的温病学者如王履、张鹤腾、陈良佐、杨璿、吴贞诸人的影响很大。

朱肱的《类证伤寒活人书》多据庞氏《伤寒总病论》等书。他据王冰之说释温、热之别，是以二者热之多少为义：“阳热未盛，为寒所制者，病名为温；阳热已盛，寒不能

① 参看《伤寒总病论》卷六，上苏子瞻端明辨伤寒书。

制者，病名为热；故太医均谓之伤寒也。”虽未能把温热病离伤寒而独立，但已提出不同于伤寒的论证了。至于温病，他也有伏气、新感的两种看法。对伏气之温热病，则一再叮咛医家不可误汗，这对后来王履首倡温病由内达外而禁人发汗之说，有启发之功。又对一种温病的看法，说它轻于伤寒，数天可愈。是即新感的温病，但肱未有明言。

南宋以后，在温病学上增加了新的内容，因而促进它独立门户之机运。即郭雍首先提出新感的“春温”说。他的《伤寒补亡论》，既本庞、朱诸书而成，故在这方面提出三种不同的“温病”——伏气的温病、新感的温病、传染的温疫。前后二者可不论，中惟新感的“春温”，虽朱肱在书中有新感温病的暗示，但未明确提出。不过郭雍可能是受此种暗示才这样说的：“冬不伤寒，而出自感风寒温气而病者，亦谓之温。”又云，“春时触冒，自感风寒而病，发热头疼身痛，既非伤寒，又非疫气”，故称“春感”或“春温”。并且还一再辨明“冬感”与“春感”之异，谓：“春感”——“春温”，“不传经”，“皆以温气治之”。亦清初叶桂温热病只传一经说的先驱。

这时北方沦于异族，金元医家如李庆嗣、刘完素、张元素、张从正等，因实际有鼠疫等传染病的猖狂，虽都未放弃伤寒名号，而其论述疗法，有的实际已多朝向后来明清医家所说“温热病”方面发展。但因受祖国医学中五运六气说的影响，各持六气中之一说，于是论病之因，有主寒主热、主虚主实的不同；在治法上遂有主攻主补、主寒主热之各异。由于彼此歧异而起论争。所以明清医学派别的论争，主要是温病学上的派别论争，也可说实际是金元医家派别论争的继续和发展。

两宋医家由于温病内容的增加，有的对传染病辨证渐朝不同的方向发展，已不能用六经之说笼罩之，故在北宋时的伤寒学家如韩祗和即用论温病之说论伤寒，到金元“新病”——鼠疫等的猖獗，更显明地不能用六经传变之说去解释它，遂涨破了伤寒六经的旧框子。所以此时主用寒凉的河间学派，已以治温病之法来治伤寒，此点王履既言之，其后雍正十年（1732年）常熟徐鲁得（应速）在《温热心书》卷十于“辨刘河间”二条中，又明白言之。故伤寒虽仍居传染病中主帅名号，而实际上，已如《左传》说的“政由宁氏，祭则寡人”那样名存实亡了。

（三）寒、温的分立

本来《素问》的“夫热病者，皆伤寒之类也”，和《小品方》载时人对伤寒、天行、温疫的看法，说它们只是名号上有雅俗之分，并没有病因上的异同。在病因分析学上，是一种原始的看法，也是一句混沌话。所以陈延之已不同意它，说：“考之众经，其实殊矣。”他所考的“众经”，大概是指《内经》《阴阳大论》《脉经》及曹歙诸人之书。《伤寒论》可能还没有看到，因仲景书在晋南北朝时处于散佚状况。而他们所看到的温热病的内容，确有许多不同的名称。当然在名义上仍为伤寒所统帅的。这情况一直延至十四世纪，终于脱离了被伤寒所统帅的附庸地位，逐步发展，渐成为“温病”的大国，以至独立门户了。

本来想把温病从伤寒中划分出来，在庞安时已有此种思想，但未有明言而已。至明初王履才因感到这方面论争的日趋剧烈，而当时所看到的传染病繁夥，确非仲景《伤寒论》的理论范畴所能解决。履原是河间学派中的丹溪弟子，倾向于主“火”之说，故把温病从伤寒中划分出来而给它自立门户。他以伤寒为寒邪直伤三阴，故可用辛热之药，而温病则由内而外，故禁用温热药；因同而类异。他说：“伤寒以病因名，温病、热病二者以天时与病形名。其原因虽同，而用药不可一例而施。”他认为伤寒是由于“寒邪在腠理，可用辛甘温剂，而热病温病，则寒邪在里，发时自内而达外，非辛凉或苦寒酸苦之剂不可”[1]。他还推荐许多刘完素的攻下双

---

① 陆懋修于王履此说有驳词，见《世补斋医书》文卷九，论刘河间治温全用仲景伤寒方。

解等一类方子。温热病之邪气“自内达外”，是王履的创见，也是温病从伤寒中独立的主要论点。因此，他在治法上主张攻下，并说“治温热病虽误攻其里，亦无大害，误发其汗，变不可胜言”，即对后发之温热病，如有恶风恶寒之证的话，有时也因用下法而能兼治，惟严禁发汗之剂。故在“伤寒立法考”和“伤寒温病热病说”中，猜猜致辨于仲景《伤寒论》中了方，为即病之伤寒而设，不能以治温病。并批判韩祇和、刘完素二人，以暑温伤寒立论，而遗即病之伤寒；朱肱则混伤寒、暑温而不分，又以四时伤寒有真伤寒与寒疫之分，“与温病热病自是两涂”。又说：“安道欲分《伤寒论》之半，以属直中。”此皆等于替“温病学”打起鲜明的独立旗帜。

（四）寒、温历史的消长

自从王履提出温热病和伤寒不论在病候上与治疗上，都有不同的特点后，温病学的历史才明确地建立起来，并向以下几个方面发展：①广义的伤寒范畴日趋缩小；②寒温之辨；③伏气与新感之争；④伏气与变病之争。此外，尚有温病与瘟疫之辨，明则吴球，清则徐鲁得、陆懋修诸人并有提到它[1]，皆

---

① 参看《渚证辨疑》卷一伤寒要略；《温热心书》卷一，温热与伤寒之异，温热与瘟疫之异；卷十，辨吴又可专主疫气之非；《世补斋医书》文六，温热病说二；瘟疫病说一、二、三；又文十四答郑仲协……论疫。

不出郭雍“三温”：伏气温病、春温、温疫的范畴。故不再赘。

由于王履提出寒、温治法应予分家后，人们就改变了过去对伤寒那样广大无垠的概念，而日益把它缩小起来，同时却把温病的范畴日益扩大开去。下面就是这一历史发展的概况：

明清间关于伤寒方面的撰述，固然多于以前任何的时期，但它们的内容有二个方面：一为偏于注释，而多不出于成无已、方有执诸人蹊径；二为义证，其突出重点在于寒温之辨。如明正统十年（1445年）陶华（1369—？年）的《伤寒琐言》，弘治十八年（1505年）吴绶的《伤寒蕴要全书》，及嘉靖四十年（1561年）彭用光的《续编伤寒蕴要全书》，清顺治五年（1648年）喻昌的《尚论张仲景伤寒论重篇三百九十七法》（简称《尚论篇》）诸书，它们的重点，都放在这里。如俞根初之《通俗伤寒论》、吴贞（安坤）之《伤寒指掌》等书，虽并戴“伤寒”之名，而言“温病”之实。故后人干脆地把吴贞之书改为《感证宝筏》了。其后有关伤寒书的撰述日见其少，温热病的撰述日多。此种情况也反映于各家簿录中。由于温病的独立，跟着把各种传染病，多被置于温病的麾下了。

大概由于明季传染病的猖狂，正伤寒的地位已被降低到最低的限度。如明萧京说，他在严冬看到正伤寒的，“二十年来于千百人中的仅见两人”。其结论是，“故伤寒非大病，而温病方为大病也”。其次可用吴有性自序《瘟疫论》的话：“是以业医者，所记所诵，连篇累牍，俱系伤寒，及其惟证，悉见温疫，求其正伤寒，百无一二。”他们这些话在狭义的伤寒（零星的感冒）与广义的温病（各种流行性传染病）来说，是毫不夸张的。喻昌在“尚论春三月温证自序”亦云：“况于触冒寒邪之病少，感发温气之病多；寒病伤人十之三，温病伤人十之七。”[①]其后戴天章以下属于《瘟疫论》系统的医家，无不同此看法。如周禹载说，“以温热暑疫重于伤寒，因伤寒只在一时，而温热等行于三季”。这是说伤寒与温病为一与三之比。事实，这句话也是似公平的。但事实上忘记了《素问·热论篇》中已有“热病者，皆伤寒之类也”这句话。因为如上所说的“伤寒”自来为一切“传染病”的名义而已。吴贞则谓：“伤寒大半属于温热，治法与伤寒不侔。”此吴氏特为伤寒南北分治而设，也尚留一小半的江山给伤寒，都从事实上把伤寒降于支蘖、附庸地位。往下寒温的发展距离更加悬殊了，如杨璿本萧京之说谓：“且夫世之凶恶大病，死生在反掌

---

① 据《温热朗照》卷二引。

间者，尽属温病，发于冬月伤寒者，百不一二。”至清季由于许多传染病如鼠疫、真性霍乱、猩红热、白喉等的流行，都异常凶恶，故道、咸时吴县薛福更干脆地说：“今之伤寒，皆温病也。”至此，把过去泱泱大国的伤寒，连一寸土也不留给它了。虽然，事实上还有不少的经方家，以注疏仲景书自娱，或抱六经残垒，如陆懋修之流，刻意丑化温病学家[1]，但实际时亦介入温热病家的话，即懋修亦言“伤寒由表入里，温病由里出表”，亦本王履之说。但治疗上不及时方家的灵活，难以应付许多新病，故只能抱残守缺而已。

从寒温分立之后，跟着发生问题的，就是伤寒与温病的辨别之争。因为这不仅是新旧之争，也有关于治法的差别问题。寒温二病，固远在《阴阳大论》中已经提出即病者为伤寒，至春而发者为温病之说。在治法上温病可以不拘一经，有“各随其经所在而处”那样的灵活性。但后人因它们曾做过一家眷属，故两者因有历史上的瓜葛关系，而往往混淆起来。所以过去文献上描写两家病状都没有怎样明确的分别，并且连名词也可互用，如既有五种伤寒，后又把它称为五种温病。真是你中有我，我中有你，一家眷属，难以分辨。

---

① 参看《世补斋医书》文卷十一至十三。

到了金元，伤寒的主流，虽实际上已朝温病方向发展，如有人说，刘完素以“伤寒为杂病，温病为大病”，但名义上仍然以伤寒为主体，故在名辞定义上已发生不同的解释，如张璧在《保命集论类要》辨伤寒温病中说：“伤寒汗下不愈而过经，其证尚在而不除者，亦温病也。”此在《内经》、仲景书皆无此定义。而元赵嗣真的《活人百问释疑》中对于寒温之别，说是“因春温气所变，则为热矣，夫变者，改易之义也。既变之后，不得复言其寒也”，此也是后来王履温热病从内达外之说所本。

至寒温分立后两者的论辩，则先有伏气成温与伤寒之别，王履在伤寒温病与伤寒立法考中已提到了。其主要的为伤寒由表入里，温病由内达外。至清初张璐，遂本其义倡“伤寒自气分传入血分，温病由血分而发出气分”之说。若伤寒与其他的温病之别，则明万历三十七年（1609年）郑全望有《瘴疟指南》，天启三年（1623年）张鹤腾（？—1635年）又作《伤暑全书》，明季吴有性用刘完素、张鹤腾诸家之言，作《瘟疫论》；清则周禹载受其师林起龙影响，本鹤腾、喻昌之说而作《温热暑疫全书》，陈良佐师王履、吴有性之说而撰《二分晰义》；杨璿（1706年）则本刘河间、王履、吴有性、喻昌诸人之说，作《伤寒温病条辨》[1]等书。各言两者感病的因素、病候、疗法的不同。如吴有性谓瘟疫乃感天地之厉气（杂气），而非六气，故能传染；伤寒与中暑乃感天地之正气（常气，亦属六气），故不传染；杨璿、吴瑭、陆懋修诸人多信之。而新感温病与伤寒之分，则叶桂、陈平伯、吴瑭等多言之。吴氏更嘲笑宋元医家不知伤寒温病之别。说自庞安时至张子和等，“非但以治伤寒之法治温病，即将温病认作伤寒”。其实安时颇能识别温病，戴人则牵于汗下吐三法之成见，于温病诚不免隔膜。

由于寒温有发病部位的不同，因而产生治法上的不同。其一，以“冬伤于寒，春必病温”为依据，则谓温病始于阳明，与伤寒之始于太阳者不同。主此说者，有徐大椿、杨璿、陆懋修诸人，疗法则主急下存阴，而叶桂、吴瑭诸人兼主之。但陆氏又说“始自太阳而已入阳明者，亦为温”，则为诸家所无。他所作的《伤寒论阳明病释》四卷，核其自序，可以看作陆氏的温病学。而其说又本于成无已。其二，则出“冬不藏

① 据《世补斋医书》卷十一“论杨栗山伤寒温病条辨”，说寒温条辨“本为三原陈素中名尧道者所著”。然又说它刊于嘉庆十一年，是则晚于杨书二十二年之久，殊难辨其即为陈书。陈书于中华医学会图书馆中似藏有康熙刊本。

精，春必病温”的论据，谓温病之邪在少阴，主此说者，则有元人王好古之《此事难知》，明之张鹤腾，清之周禹载，以至叶桂、尤怡、柳宝诒诸人也略有论及，其疗法以滋阴养津为主。然有存胃之津液者，有存肾阴之水者，其目的亦各不同。及明季有会稽（绍兴市）张介宾（1564—1640年），字会卿，号景岳者，于温热病的疗法，独主温补。其说行于浙东，而四明（宁波市）高斗魁、董废翁[①]，石门吕留良诸人宗之，可称浙东学派中人在温病学上独张异帜。稍后王勋臣对温病治法，亦主用辛温之药，章楠于《评慈航集》中亟辨其妄。犹姚球作《景岳发挥》，徐大椿作《医贯砭》，则是鄞、吴学派之争之见于温病者。然介宾所制玉女煎，却为喻昌、叶桂诸人滋阴疗法之主方。

至于新感病毒所传之路，亦有数家论及。张鹤腾已有“暑毒从口鼻而入”之说。时具区（江苏震泽）吴有性字又可，更综诸家之说，作《瘟疫论》，独倡杂气（厉气、秽气）为

---

① 按董废翁撰有《西塘感症》三卷，与吕留良（字光轮，号晚村、东庄）的《东庄医案》，并刊于高斗魁（字旦中，号鼓峰）的《己任编》。废翁或即斗魁之兄斗权，字辰四，明遗民也。因他亦号“废翁”，见全祖望《续甬上耆旧诗》卷四十一，其事迹又可参《四明清诗略》卷首上。或因避清人耳目，并易其姓。

病而非六气为病，故与寒邪介入的路径不同。他说伤寒由表而入，杂气则由口鼻而入，邪入膜原以至胃腑。盖有性身当崇祯末年，因兵燹饥荒，大疫流行，尸横遍野，故综括刘完素《伤寒直格》中的“闻大汗秽毒而发热病”，及张鹤腾“暑毒由口鼻而入”等的概念，遂倡“厉气由口鼻而入”之说。治法先主辛温之剂，继用攻下之法，更不厌其烦。其后喻昌、杨璇诸人多用其说。惟治法不同，如杨璇用河间之法。至于陈良佐于禁汗之说尤严，竟施于一切的外感病：“春分后、秋分前一百八十二日半，诸病皆不可发汗，汗之多亡阳矣，温病尤忌。”是则视朱肱、王履之禁表，更变本加厉了。杨璇等更谨守其说。叶桂亦窃取前人大义，倡温邪犯肺与心包及三焦之说，主用“薄剂”收效，陈平伯、吴瑭诸人并主之。而杨璇之用清泻芳香，也有一部分与之相合。

“伏气”与“新感”之争。“伏气”之名，本出后人附于《伤寒论》前的“评脉篇”中，与《阴阳大论》中的“伏邪”同义，其义则早见于《内经》，近于现代医学的潜伏期。而温病学上的伏阴、伏暑、晚发等并含有此种“伏气”之义而得名。其说虽非王叔和所倡，但叔和是相信伏气说的。因他说发病之前，必有一段潜伏期：“而不达者，皆以病至之日，便谓是受病之始，而不知其所由来者渐矣，岂不惑哉！”这与近代传染病的潜伏期之说，也正相符合。但对于《素问》“冬伤于寒，春必病温”之说，在金元时已有人解为即病之义，如东垣《此事难知》即以运气之说，谓为抵抗力减少而易受时邪侵袭致病之故。但冬感病毒，至春始发，则作为一般传染病的潜伏期似太长了。但其说不能不认为是今之“潜伏期”，即当时医人所说的“伏气”之义。

但是，“伏气”在王履未倡寒温分治之前，很少论争，如郭雍所提出的“春感”——“春温”之说，也很少引起当时医家的注意，但已撒下论争的种子。到了明代，这种子才见萌芽。因时有汪氏作春气感染温气说：“又有不因冬伤于寒，至春而病温者，此时特感春之温气，可名曰‘春温’；如冬之‘伤寒’，秋之‘伤湿’，夏之‘中暑’相同也。”[①]此颇与郭雍之说相似。其后清汪琥亦言：“四时之气，在春为温气伤人，即时可以致病，未必尽由冬伤于寒所致。”盖又本汪氏而有进一步的阐发，缪遵义称其“最为有识”[②]。柯琴更言：“四时俱能受温，不必于春；推而广之，则六经俱有温病，非独太阳一经也。”“六经俱有温病”，实本陶华《伤寒

① 据吴有性《瘟疫论》卷二，诸家温疫正名条引此。仅题作者姓氏，而缺其名字，有人以为即汪机（石山）之说。待考。

② 参看缪遵义的《温热朗照》卷二，“冬伤于寒，春必病温为一大例”条。

琐言》温病辩而来。至徐鲁得更言“冬月亦有温热，春夏亦有伤寒”，不能以时间来划分，语最辩证。因为“温病”“伤寒”并属传染病，但很少明确指何病。以上都是有关新感之说。又在王履作寒温分立时，对温病恶寒虽有辨解，但尚未提到新感之事。独周禹载以为这是“伏邪每由新邪所引出”所致。在寒温历史上，是两者初次的交锋。

批判“伏邪”说，在明季也就开始了。而措辞最峻的，无过于吴有性、张介宾二人。喻昌则惟评其伏浅发迟之说。

但有性评“伏气”说有二：其一，从生理学上立说：“按十二经络，与夫奇经八脉，无非营卫气血，周布一身，而荣养百骸，是以……造化之机，无刻不运，不运则颠倒仆绝；然风寒暑湿之邪，与吾身之营卫，势不两立，一有所中，疾苦作矣……即感冒一证，风寒所伤之最轻者，尚尔……当即为病，不能容隐。今冬时严寒所伤非细事也，反能伏藏过时而发也！”其二，有性以为温病与伤寒二者在比较病理上也说不通：“何等中而即病者，头痛如破，身痛如杖，恶寒项强，发热如炙，或喘或呕，甚则发痉……”“何等中而不即病者，感则一毫不觉，既而延至春夏，当其已中之后，未发之前，饮食起居如常……其已发之证，势不减于伤寒……所伤皆营卫所感，均系风寒。一者何其蒙蒙，藏而不知；一者何其灵异，感而即发？”所以他作结论说，“感冒一点小风寒却要当时即发，而说严寒杀厉之气，感于这些皮肤最浅之处，反能容隐到春夏才发，是无此理的”。其后徐鲁得、刘奎、杨璇诸人，并继有此类论断。

至于张介宾则根本推翻《阴阳大论》及《素问》伏气之说。以为“冬伤于寒，春必病温”之义是：“盖以冬时不藏精，触冒寒邪，则春必有温病之证，非春时之温病，必自冬寒而变也。”因此，他更不相信冬时“寒毒藏于肌肤之中，至春不发，历过春夏三月伏藏，至夏至后，而又变为热”病之说。故其结论，以为“伤寒”“温病”“热病”三症，“本各以其时受病，而非寒变为温、变为热之谓也”。换言之，介宾以为这三症都是新感的“即病”，而非“伏气”成温所致。

其后，喻昌也对此种寒毒藏于肌肤，至夏变为热病说，严词评骘，但对《素问》冬中于风，寒气藏于骨髓之中，经春涉夏而始发的“温疟”，与“冬伤于寒，春必病温”一样，则并弭首无辞，且加阐发。其识见也并在吴、张二人之下。

“伏气”“变病”之争，在温病学史上首先由对《阴阳大论》四变说起来批判而引起的，清初喻昌（1585—1664年？），字嘉言，西昌（南昌市）人，晚年流寓常熟。与明季有名文学家钱谦益号牧斋者相厚，后谦益且为昌书《尚论篇》作序，故医名雀起。昌是清初温病学的先驱。于《寓意草》《尚论篇》《医门法律》（成于1658年）外，还有《尚论后篇》四卷。从缪遵义在《尚论春温》序中之说而观，则后四卷盖全为论温病者，春温即其中之一卷，是温病学上最早的专门撰述，今仅存一卷，被收于遵义的《温病朗照》中。

他本《素问》之说，为温病首先提出三个纲领，即以“冬伤于寒”为一例，“冬不藏精”为二例，“既伤于寒，又不藏精”为三例。以三焦为温病发病的主要部位。又正《素问》“秋伤于湿”为“秋伤于燥”之误，因补“秋燥”之说，增加了温病学上的新内容。其论既不同于刘完素之燥说，也不同于明吴文炳之“燥证”[①]。所以他于仲景书外，在温病学历史上是一位早期人物。也是苏派温病学上的先驱。宗其学者，有吴人缪遵义（1710—1793年）等，而叶桂、杨璿、吴瑭等更受其影响。

就现存有关喻昌的“温病”学说，除建立三纲外，则为批判“伏气”“变病”说最为突出，也是《尚论篇》首所附“驳正序例”的中心。他先存“伤寒例”为王叔和依托之成见，而

① 按吴氏不过仅辑《内经》、河间、东垣、丹溪诸家之说。更见他在万历中所辑的《医家赤帜益辨全书》卷六燥门，燥症总论。

辞无捐择，谓“自晋以后，谈温病者皆伪统也”，至斥叔和为“草泽奸雄”。其实叔和是太医令，则“奸雄”也不能算是“草泽”了。

他是同意“伏气”之说而不同意“变病”说的。如对“至春变为温病”一语而驳之曰：“变字下得怪诞骇人。”故以春温四变说为“栽风种电，不根之谭”。而信之者众，以为“一盲引众盲，相将入火坑”，其辞亦激了。又正例言“重感”为“兼感”。然周禹载于喻氏批判“变病”说，则有反斥之词，说“变字大妙，嘉言以为非，予以为确”。而薛雪于喻昌序例驳词，亦有不满，讥其“才雄笔肆，专以大言欺人”。又评其“瘟”“温”不分，而曰“自呈败缺”[①]。则以周薛诸人，固弭首于“变病”之说者。而黄元御似亦反对“变病”之说，故于温病名义中将《内经》“凡病伤寒而成温者”一句暗中抽去，为陆懋修所讥。其实，一种传染病如中途没有别的因子介入，决不能变为另一种传染病。此古人或以“并发”“续发”诸症，视为“变病”，然原病固在，故他批判“变病”有对有不对，如他批评“至春变为温

① 盖指喻昌“论春温大意并辨叔和四变之妄”中的“至温疫则另加一气，乃温气而兼瘟气，又非温证之尝（实？）矣”一语而发。

病”，这是不对的；如批评它“更感异气，变为他病”，那就对了。所以喻昌正序例中的“重感”为“兼感”，以前后程序说，还是“重感”较正确。因“重感”有继感他种病因的机缘在内，而“兼感”则同时感受两种不同的病因而成。不过“变病”之说，到了吴中温病学者的手中，确已变得不科学了，如叶桂在《温热论》中以伤寒之邪在气分，可以为“转疟之机括也”的话。其后成了他们医案中玲珑之诀的“防变”二字。这确值得喻昌的批判的。但以后，“防变”二字，始终为此一派医生的特帜，流为经方家如陆懋修辈的口实。[①]

（五）温病学的新境界

1. 叶桂

温病学到了十八世纪三十年代，又进入另一境界。造此境界者，为吴人叶桂（1667—1746年）。桂字天士，号香岩，长洲（苏州市）人。本三世之医，少习家业，刻苦钻研，不耻下问，惟善为师，故其学既博而能兼挹众长。始寓扬州为小儿医，后为大小方脉。其临床医学，又善练达人情，以此，发声东南。后来吴瑭最能承其学，因吴氏流寓北方，故嘉

① 按陆懋修在《世补斋医书》文卷十一，论叶天士《临证指南》伤寒门方；文卷十二，续苏谈防其说诸文中，并刻画叶派医生防变说，极为淋漓尽致。

道（1796—1850年）而后，天士之学，遍行南北。

桂在温病学上，于新邪伏气的两种温病说，并有撰述，就其门人所辑的《临证指南医案》而观，更能证实他对温病学上理论与实践的统一。其伏气说，即附于《临证指南医案》后的“幼科要略”，可代表他的看法。但影响不大，惟新感的《温热论》[1]二十则，实可代表苏派医家在温病学上的整个看法。所以章楠等，尊叶桂为“我朝之医圣”。

在他手跋日本延宝九年（1681年）宇治田云庵的《医学辩害》一书中，桂自言《温热论》是受此书影响的。他说因取其中“心包、三焦诸篇读之”，觉“理境甚深”，而曰，“予所著《温热论》实多窃取其义”。今详《医学辩害》中的“心包”“三焦诸篇”，旨在驳论《黄帝八十一难经》心主与三焦为有名无实之误。其引证的不外《内经》《中藏经》诸书。虽有气血营卫三焦之言，但和他的《温热论》并没有什么关系。盖缘其祖紫帆尝赏誉此书而心好之，故漫为赞叹之语而已。

其实，他所窃取的，不是《医学辩害》，而是刘完素、张鹤腾、吴有性、喻昌诸家之说。如他在《临证指南医案》中自

---

① 按《温热论》后人屡有改名，“如温证论……”，陆懋修一再言其为顾景文所托，然观叶桂给他的儿子奕章（焘）、龙章手题《医学辨害》的跋文，亦足钳懋修三尺之喙。

言温热病与三焦关系，本于河间。然其“温邪上受，首先犯肺”之说，已有喻昌温疫从口鼻而入，以三焦为定位之意。喻说又可上溯有性、鹤腾诸人。如鹤腾云“冒暑蒸毒……从口鼻入者，直中心包”，即叶说“温邪上受，首先犯肺，逆传心包”的蓝本。然较鹤腾之言为熨帖，因心包居肺之下，邪从口鼻而入，是不能直中的。“直中”之说，本出陶华；而华说又源于王履“直伤”之语而来。

桂本上述诸书为主导思想，并结合临床经验，而构成《温热论》一文。它与仲景《伤寒论》的主要分歧是：一则治在“六经”，一则治在“三焦”。这在《临证指南医案》暑病门已说得很清楚了。如“仲景伤寒，先分六经；河间温热，须究三焦”[①]。章楠亦有河间本《素问》病机论热病，而分治三焦之说。那末，他反对陶华温病主六经之说，也不难理解了。

《温病论》是叶派时方医学中的主要思想纲领。可以分为下面两个主要部分：一是温邪传受的路线；二是温邪侵犯的主要区域。其他“诊断”“治法”都根据这两个纲领而来的。第一，他认为温邪传受的路线是肺与心包：“温邪上受，首先犯

① 按陆懋修《世补斋医书》文九，及柳宝诒《温热逢源》卷下，并谓河间无温病与三焦之说。此则二人读书死于句下，桂说盖概括河间之意，非引其成语也。

肺，逆传心包。”第二，从肺与心包的属性——肺主气，心主血；而派生了气为卫、营为血的看法，遂得出温邪所侵犯的部位是气、血、营、卫的结论；而三焦则为它们的通道，故须根究三焦。因此，他教人鉴别温病发展的阶段有曰：“大凡看法，卫之后方言气，营之后方言血。”又教人鉴别寒温的异同说：“伤寒多有变证，温病虽久，总在一经，以此为别。”其实，我们知道营、卫、气、血，原只两种东西，营卫不过是气血的功能，所谓“营行脉中，卫行脉外”，而就肺与心包及三焦，至少已有三经了。所以他的话有时是不能落实和不怎么周致的。不过他的温病不循六经，和其变“总在一经”的话恐与郭雍的伤寒传经、春温不传经的话或有联系。

因为三焦与肺胃有关，故他在诊断上重视“舌诊”，这在他的《温热论》中，几乎用一半的篇幅来描写舌苔的变化。我们知道热性病如疟疾、肠伤寒、鼠疫等，多与消化器有关，也影响了舌苔的变化。所以叶桂在这方面和诊察口齿等，都很踏实的。虽然，吴有性等已为这方面的前驱。其说可互参前章“舌诊”部分。

在治疗上，也根据前面纲领处理。温邪先期犯肺，多用轻清的“薄剂”。他说，“温热在肺，肺主气……初用轻剂”。如豆卷、连翘、桑叶、银花等。这些轻淡药，从他诏告门人的话中来看，是为配合吴人体质薄弱而发的。后来被吴瑭组成银翘散，成为典型的薄剂。在理论上也先后有人替它建立和发扬。如明吴球说：“凡气中有热者，当行清凉薄剂。”[①]其后吴瑭复发其义云，“治上焦如羽，非轻不举也”。不过感证使行薄剂，是吴医一贯的作风，如叶桂前辈马俶、张璐、周禹载等都好用轻清之剂，偶然要用麻黄，也仅止于三分，且还须过桥。[②]叶桂不过善把前人之“长”而已。

及邪入气分在胃，则以滋液存阴为主，药用甘寒。谓重则用玉女煎，轻则用梨皮蔗浆之类，此种滋阴存液的目的与《此事难知》、朱震亨、张介宾、赵献可、董废翁等不同。他们旨在补充肾水的亏耗，而桂则以保存胃汁为先。必待邪入下焦，始行咸寒之剂，如玄参、知母、黄芩、阿胶、龟版等一派丹溪滋养肾水之药。但如遇热结在胃而须行攻下的话，则其法也和伤寒不同。他说“伤寒下之宜猛”，而此则“湿热内搏，下之宜轻”。后来吴瑭、章楠、柳宝诒等，无不奉为指南。宝诒且略作补充。

至邪在“营血”，逆传“心包”，也可说病毒已传入神

---

① 据王士雄《温热经纬》卷三，叶香岩《外感温热篇》引。

② 参看陆懋修《世补斋医书》文卷十二，“论过桥麻黄”。

经，故往往有神识昏蒙发痉之证。这时用犀角、羚羊等入营解毒镇痉之药，又用生地、丹皮、阿胶、芍药、鲜生地等凉血散血之剂。有时则用芳香开窍药如牛黄、犀角、菖蒲、郁金，或牛黄丸、至宝丹等以解毒开闭。又其治温之法，既旨在滋液存阴，而自清初林起龙倡“柴胡劫肝阴，葛根竭胃汁”之说后，桂极信之，以至不敢用柴胡治疟。故他们反对陶华的“柴葛解肌汤”甚力。

其通治三焦热病救阴存津的原则是：“救阴在于养津”，“通阳在于利尿”。以此为与杂病疗法不同的分野。其后温病学家如林如鲫，都不过处于补苴的地位而已。

与叶桂同时同里的有薛雪（生白），相传《湿热病篇》就是他作的，谓湿热不仅与伤寒不同，且与温病大异。其异为：温病乃少阴太阳同病，湿温乃阳明太阴同病，是即今之肠伤寒了。但薛氏生平很少有关医学著作，此所言论治，皆为叶派之说，二人积不相能，薛之为人，性亦高亢未必肯与同调，则此文必系身列薛氏门墙，而口诵叶说如邵登瀛等所嫁名。

2. 吴瑭

叶桂的温热学说，因其纲领简要，在诊断和治疗上都合乎当时临床医家的要求，乾嘉以来，东南医家，多奉为指南。其中最能传叶桂之学，将他的学说更为具体化，并以其说行于北中国者，惟吴瑭（约生于1755—？年）一人。瑭字鞠通，淮阴（江苏淮阴）人。乾隆五十八年（1793年）他在北京，时适发生大疫（斑疹伤寒？余霖治此获名，详后文猩红热），治疗有效，因参校历代有关文献，而结合自己临床上的经验，越六年（1799年）而成《温病条辨》一书，其名盖从方有执《伤寒论条辨》、程应旄《伤寒论后条辨》而来，然受叶桂的影响最深。其次则杨璇在乾隆四十九年（1784年）撰成的《伤寒温病条辨》，也是以新感的温病为主体。叶桂的温邪由口鼻而入，逆传心包，达于三焦说，不甚具体。乃研综刘完素、吴有性、喻昌诸人之说而成此书。他晚年官于江苏溧水，其书又有卢文弨、袁枚诸人作序，故于苏派医学，深受影响。又因感于张璐伤寒、温病的传受有气分、血分的不同，而悟平脉篇清邪中上、浊邪中下之说，故对于温病之在三焦，更加明确起来。他说："温病不过专主上、中、下三焦。"又曰："温病由口鼻入三焦，人自不觉耳。"而其"六经证治辩"中所说春夏温病传布路线，竟和叶桂相类："若夫春夏之温病，其杂气从口鼻而入，伏郁中焦，流布上下。"温病传变的领域在于三焦，可说已确定了。

但到了鞠通的《温病条辨》才更加具体化，它以三焦为纲：第一卷为上焦，叙温病初期病状疗法；第二卷为中焦，以邪入胃府为中心；第三卷为下焦，以温病后期，及误治、失治等变证为中心；又把各种温病依其证候分系各卷之中，如风温系于上焦，湿温系于下焦等。仿《伤寒论》之文，自注而自辨之。其文繁于叶桂的《温热论》，而多其伦脊。如他在凡例中揭出其书之特点曰：“伤寒论六经，由表入里，由浅及深，须横看；本论论三焦，由上及下，亦由浅入深，须竖看。”寥寥三十三个字，便把“伤寒”与“温病”二者不同的途辙，划分得非常明显。有时虽节族烦脞，仅是小疵，因既有条贯，不难振领得之，固胜于后来温病书之平衍或凌杂而无体要者。

《温病条辨》不仅继承叶桂的心传，也为后人所取法。如章楠的《医门棒喝》，其中有很多篇的体式取法鞠通。而王士雄的《温热经纬》、柳宝诒的《温热逢源》等更全奉鞠通书的体式，虽其内容各有重点，如宝诒之重伏温；然多拾沈陈言，以至前人之误，亦沿而不革。如鞠通书误以《素问·刺热篇》全为伏气或新感的温热病，王柳二书并踵其误。且还各增其错误，如士雄以黄疸归湿温，宝诒却以热痹为湿温，故节族龃龉，亦不及鞠通书之有条贯。当然，其中也有一得之见，足可补苴前人，但罕有大义可闻。

（六）三焦与六经之争

叶桂诚为清代温病学大师，吴鞠通亦其流亚，但嘉道以后，新病日多，欲仅持心肺三焦之说以包罗新出的传染病，其势有所不能。且守旧者，以叶、吴诸人废弃六经而专讲三焦，不无离经叛道之讥。柯琴既本陶华有六经温病之说，宗其说者，有陆懋修，力主温热病始终在阳明，而呵斥叶氏肺包三焦说。其他讥评叶氏，尤指不胜屈。柳宝诒亦以吴鞠通但言三焦而弃六经为一大失，评吴即所以评叶。然犹曰，此不过片言之诮。乃乾隆季年有山阴（绍兴市）俞根初之徒，作《通俗伤寒论》一书，想要扭转寒温分立后发展的历史车轮，恢复温病与伤寒仍为一家眷属的关系，以六经说为温病、伤寒受病的上下内外为传变路线。所谓“以六经钤百病，为确定之总诀；以三焦赅疫证，为变通之捷诀”[①]者。实际盖为叶桂黜废六经而作的专书。光绪间柳宝诒（1842—1901年）作《温热逢源》，亦有此种企图。然俞柳之书，并不完全反对叶桂之说，其实仍不出柯琴伤寒杂病不离六经，及叶派温病不离三焦说的渊源。

在疗法方面，于叶派之说，亦有违言。叶氏极重滋阴，蒋宝素则谓“治温之大法有三”，“而以养阴固守为下策”。其后陆懋修之嘲笑叶派医生治温病用滋阴防变说，尤无所不至。然

① 按我所看到的《通俗伤寒论》，系经重新编注的铅印本，盖已失去原书体制。

亦承认葛根黄芩黄连汤为仲景治温病的辛凉轻剂。谓即师尤怡用清法之治温热病，其去叶派之清滋[①]，相去亦仅一间，柳宝诒又纠时人治温偏宗叶氏暴感风温，而不知伏气作温之弊；然其施用薄剂，则心摹手追，趋承叶氏，惟恐失其故步，并抉出它的心髓：“轻”“清”“灵”三字为治温要诀，是于叶说略无少滞。惟滋阴虽曰同术，而旨在少阴，是又貌同而心异也。

（七）温病学之衰息

通观温热病学，自嘉道以降，虽著述如林，而大多抄袭陈言，或叙述一二新病以装点门面，故不久其学渐衰，而代之以起者，则多从温病中分出的新病，故总论一类的温病学撰述，不复有昔年之盛。或名为温热病的总论，而实际其中已偏重于一种的传染病，如前揭柳宝诒的《温热逢源》，偏重伏温，必为当时流行的一二种传染病而设，而以前的所谓“温病学”，已岌岌难于自存了。

晚清乃有三衢（浙扛衢县）雷丰，搬集百家陈言，以成辞

① 按陆氏与叶《调生论》、刘悉阶《温热病书》中有“苦寒成清、甘寒为滋”说。然葛根芩连、白虎、承气诸方，在叶派方中，固亦随处可见者。且陆亦以梨、藕、西瓜等汁治温热病。盖叶陆二家治温，并从河间、丹溪蜕化而出，相去苦不甚远。

典式的《时病论》。这说明温病学已发展到仅能穿上古服登台，以示汉宫旧仪的地步，而不能反映自己这一时代的现实意义。这不能不说明温病之学，同昔日防寒之学一样，已濒于衰息之境了。

总之，伤寒和温热病，为各个时代急性传染病的不同称号。秦汉以前，伤寒被囿于热病中，秦汉以后，有一部分的温热病，被从属于伏气范畴之内，成为伤寒的支蘖、附庸；金元时在本质上温病代表了伤寒；至明初而寒、温才有明确的划分，而温病之学，日占主要地位，至成为大宗、大国；反之，伤寒则降为支蘖、附庸的地位。殊不知伤寒为热性传染病的另一名义，故始终未见绝迹。

惟“温病学”亦因各种传染病日增的关系，又被分出自立，不复有领率地位而与伤寒先后归于没落。然后来仍存“伤寒学”“温病学”者，事实上不过各代表一个时期的传染病学的总论而已。如“伤寒学”代表自汉晋以来的传染病学总论；“温病学”代表自金元以来的传染病学总论。这是二千数百年来寒、温之学的升降浮沉的归结。

二、鼠疫

鼠疫，可能在我国第二世纪左右已由印度传入。由于它是一种外来病，多以片面的病状命名，故往往同一种病因所发病的部位不同，而有几种不同的病名，鼠疫在历史上名称的复杂，正可说明这一点。如《金匮要略》中的阴阳毒证，都极似鼠疫。王履已言“阴毒乃感天地恶毒异气，入于阴经而得名，非伤寒之变症也”。杨璇更明确地说“阴阳毒即大头瘟、虾蟆瘟、瓜瓤瘟之类”，都是极有识见的论断。

因此，宋元以来，已有极可怖的鼠疫流行着，如庞安时说：“元祐五年（1090年），自春至夏秋，蕲黄二郡人患急喉闭，十死八九，速者半日一日而死。”宋末周密在《齐东野语》中也记此种“喉闭”死亡率的惊人。他说，在淳祐元年（1241年）自福建还，沿路多见“喉闭，至有阖家十余口，一夕并命者，道路萧然，行旅惴惴”。这些显然都是鼠疫消化器症状之一，即扁桃腺肿胀至浅表性溃疡，或项部淋巴腺有强烈的压痛，故滴水难下，它们也同为电击性的鼠疫，故患者很快地死亡。而杨氏《拯济方》述天眷、皇统间的“时疫肐膪”是记载大头瘟最早的文献，其证“状似雷头，肿弘咽颈（似为‘咽颈弘肿’的错文），攻内则喉咙堵塞，水药难通；攻外则头面如牛，眼耳穴盈；视听俱非，杜绝闻见，病恶命危”。这也是腺鼠疫的特征。至其流行状况，已述前章了。明清间医书中如程崙《医按》中的“虾蟆瘟”，杂有“斑疹伤寒”或近似“猩红热”之症外，也多归于鼠疫，对于《瘟疫论》中所说的“虾蟆瘟”等，喻昌说的更为扼要：“虾蟆瘟者，喉痹失音，项筋胀大者是也。”皆恰与《金匮要略》论阴阳毒有“咽喉痛”之说相符。元明以来，仍时有散发性的流行，有时又从外国传入，而扩大了它的流行区域，故此种疫病时又变为流行。明吴绶在《伤寒蕴要全书》中即提到这方面的病状，如“大头伤寒”，有鼻额红肿，目肿不开，气喘舌燥，咽喉肿痛不利，或额上耳后脑后结块以致脓疡等。又述雷头风疙瘩肿痛的。都属于腺鼠疫、皮肤鼠疫的特征。[①]

但这时期，以崇祯末年流行最为狞猛，死人如莽，其情况一如金元末叶，盖与战争是有关系的。据吴有性说，“崇祯辛巳十四年（1641年），疫气流行，山东、浙省、南北两直，感者尤多，至五六月盖甚，或至阖门传染”。明徐树丕《识小录》说：“初京师有肐膊瘟，因人身必有血块故名。”而且据吴震方《花村谈往》所说，也出现了电击性的鼠疫，患者往往在几小时内死亡。此种鼠疫频年发生，在崇祯十六年（1643年）八月间，又在北京暴发，也在短短二三个月中，死了二十万人。长江以南的鼠瘟，大概是由北方传来的。据《明史》《丹

① 按过去有不少学者，都把大头瘟、疙瘩瘟等看作“丹毒”，这是错误的。

徒县志》等书所载，崇祯十五年（1642年）二月，群鼠数万衔尾渡江，昼夜不绝。这虽是《五行志》中的话，但已暗示它与鼠有关了。到十六、十七年（1643—1644年），震泽、吴江、乌程等处，皆发生此种大疫，“民呕血缕即死”。或云“疫疠大作，有无病口中喷血即死者，或全家一巷枕藉”。亦《金匮要略》阳毒证中之“唾脓血”，明季称为“瓜酿瘟”，《识小录》称“西瓜瘟，其人吐血一口如西瓜状，立刻死”等续发性肺鼠疫的特征。这时吴有性所作的《瘟疫论》一书，其主要内容虽是叙述一般热性传染性病，如恶性疟疾或肠伤寒等。当然也有部分鼠疫在内，如“杂气论”中即提到腺鼠疫的“疙瘩瘟”，并肺鼠疫、皮肤鼠疫等症状：“或时众人发颐，或时众人头面浮肿，俗名大头瘟是也；或时众人咽痛，或时咽哑，俗名虾蟆瘟是也；或时众人疟痢，或为痹气……或为斑疹，或为疮疥疔肿，或时众人目赤肿痛，或时众人呕血暴下，俗名为瓜酿瘟、探头瘟是也；或时众瘿痎，俗名疙瘩瘟是也。为病种种，难以枚举。”也提到电击性鼠疫：“至于瓜酿瘟、疙瘩瘟，缓者，朝发夕死；急者，顷刻而亡。”

但在这以前，尚不知鼠疫的正确病源，他们当时虽看到群鼠渡江，当作妖异之事，而没有联系到大疫与鼠的关系。只称它们为“厉气”“杂气”。因有人注意衣服的清洁；崇祯十四年（1641年）胡正心撰《万病验方》提出："凡患瘟疫之家，将初病人衣，于甑上蒸过，则一家不传染。"这对鼠疫确有预防作用，但并未知是病鼠之蚤为媒介物。

直到乾隆年间，才知与死鼠有关。赵州师范（1751—1811年）撰作《滇系》中载鼠疫事。洪亮吉《北江诗话》卷四亦载师范的家乡鼠疫事："时赵州有鼠怪，白日入人家，即伏地呕血死，人染其气，亦无不立殒者。"又记州人师道南的"死鼠行"一篇，描写死鼠发疫的恐怖情况极为逼真。并云，"不数日，道南亦即以鼠怪死"。道南即师范子也。当然，还不知有鼠蚤为它的媒介物。

在此时期，有关鼠疫文献流传很少，惟同治时云、贵州发见鼠疫后，我国各地即不断发生，至光绪、宣统间尤为猖獗；疫情遍于南北，而以广东和东北最为严重。东北的肺鼠疫，是在1910年由俄国传入，至十月在满洲里开始流行。当时民间乃流行《鼠瘟宝卷》一类投机性的迷信宣传品，其中固有不少梦呓的话，唱道疫情，亦十分恐怖；卷前并绘有"广东鼠瘟惨状图""东三省鼠瘟惨状图"等。但主要劝人收拾死鼠时，应用"神钳"（铁钳），切戒用手触及死鼠，并提出劝人积极养猫、堵塞室内洞穴，和用火焚化死鼠及消灭蝇蚊虱子，清洁水源，打扫环境等具有科学性的措施。这种"神道设教”和以往的迷信活动有所不同了。从这里也可反映当时社会因此种黑色恐怖——鼠疫横行，造成的不安情况。

但这时在东北，因处理鼠疫问题，帝国主义乘机作为侵略借口，妄想攫取卫生行政之权，几酿成国际纠纷。终由我国用人民的力量扑灭它，而取得胜利。

此时期有关鼠疫著作，在古典医学方面的，似以吴学存于光绪十七年（1891年）所撰的《鼠疫治法》一书，为鼠疫专书之嚆矢；自后即有罗汝兰增删吴氏书而为《鼠疫汇编》。其后作者纷纷，皆知此病与鼠蚤有关。并知患者，身必有核肿起，而称为“核瘟”，据余德壎说，“核瘟”是鼠疫最早的名称，见于吴有性《瘟疫论》。鼠疫的病因既明，过去那些疙瘩瘟、大头瘟、瓜酿瘟等，就渐成历史的名辞了。

三、霍乱

霍乱之病，自《内经》、仲景诸书已多载之。大多指急性肠胃炎或食物中毒等而构成的腹痛、上吐下泻之病。故夏日或热带地区，食物易腐，多有此疾。《汉书》说，“闽越夏月暑时，欧（呕）泄、霍乱之病，相随属也”，即指此。而弓形细菌的真性霍乱，学者以为始于嘉庆二十五年（1820年）。谓由于西方在1817年第一次霍乱大流行后，被番舶带至广州，中国才有真性霍乱的。[①]但万历三十五年（1607年）涂绅的《百代医宗》中，已有“嘉靖甲子，人多患此疾，自脚心麻至膝上者，不胜其数。死者千万人矣”。平常肠胃炎与食物中毒是不会有此大规模的流行，死亡率也不会这样惊人的。且文中说“自脚心麻至膝上者”，即道光时（1821—1850年）霍乱书中的“麻脚瘟”。可见，真性霍乱，在十六世纪中，已由海舶或从印度、安南等处传入。但自嘉庆末年传入真性霍乱后，流行南北，一直没有间断过，王清任说道光元年各省都发生霍乱，而北京霍乱的死亡最多，贫无以葬，月余费施棺帑数十万金之巨。直至发明疫苗，才被控制，至全国解放后才被消灭。

当此病初传入时，由于不知病源，也和鼠疫一样，截取片断病状为病名，故名号不一，如咸丰初年北方刊行的一种“绣象翻证”，实在是一部描绘真性霍乱图说。它的病名诚既够古怪，也够多了——当然内中还杂有其他的病，而初用吊脚痧一名，盖以腓肌痉挛收缩而来，与古之霍乱转筋相同。徐子默于

① 按最早记载十九世纪初传入的真性霍乱，盖为道光元年（1821年），宋如林在重刊林森《痧症全书》序中所说的话。他说：“嘉庆庚辰秋，人多吐泻之疾，次年辛巳更甚剧。”又云：“此症始自广东，今岁福建台湾，患者尤甚。”或云：“‘自船趠风来’，此言未尽无稽。”

道光中作《吊脚痧方论》（副题《即麻脚瘟症》），为我国早期的真性霍乱的著作，谓与霍乱不同，霍乱属阳，气通而止，此则愈下愈剧，故多用温经通阳之药，以患者每呈厥冷的病状也。而道光十八年（1838年）王士雄撰《霍乱论》二卷，以寒热立论，而偏于热，故好用寒药，力斥姜附四逆之误人。然所述多非真性霍乱。其后方连于道光二十七年（1847年），又撰《霍乱辑要》，是辑录旧说为纲，而以当时所见的霍乱病状为诠证。谓自道光辛巳以来，此病未尝间断，并纠正徐子默以霍乱为热、吊脚痧为寒之非。认为吊脚痧一名为杜撰，而应称霍乱，盖受王氏影响。不过霍乱而用热药的疗法，实子默所首倡。吊脚痧后亦称为麻脚瘟。惟田晋元称为“时行霍乱”，这确是一个雅正的病名，与现代流行性霍乱的含义相同。他所著的《时行霍乱指迷》一书，也富于客观性的叙述。如云：“初起先腹痛或不痛，泻利清水，顷利数十次，少者十余次。未几，即手筋抽掣，呕逆，口渴恣饮，手足厥逆，脉微欲绝；甚则声嘶舌短，目眶陷，目上视，手足青紫色，或遍身青筋硬凸如索，汗出脉绝。急者旦发夕死，夕发旦死，缓者二三日或五六日死。”这确是弓形细菌的真性霍乱证候。其治法不外姜附四逆汤之辈。此种热剂疗法，除王氏等少数人外，一般医家的治法都是统一的。

四、猩红热

猩红热，也是这一时期从域外传入的传染病。虽有人说它是《金匮要略》的阴阳毒，其实它与鼠疫较为近似，惟程仑《医按》载万历四十年（1612年）北京发生之虾蟆瘟，颇似猩红热。

根据较可靠的文献，大概此病在十八世纪三十年代已传入我国了。此点在道光二十七年（1847年）无锡华菊吟作《秘传烂喉痧治法经验》，即首先提出：苏郡名医叶桂的医案中，已有“雍正癸丑年（1733年）以来，有烂喉痧一证，发于冬春之际，不分老幼，遍相传染，发则状热烦渴、斑（痈）密肌红，宛如锦纹；咽喉肿痛，腐烂一团”之说，按当时凡是传染病多以“痧”字名之。“痧”原作“沙”，本出《葛氏方》，《巢源》作“洒”，颇有撒筛音义，以状此病的散发性，故有“沙”字之义。方言无正字也。烂喉痧，则以喉烂为主征，而痧字必须如陈耕道所言麻疹的痧子解。然在宋庞安时《伤寒总病论》咽喉肿痛九种中，“烂喉”即其中之一。叶氏以猩红热为具有烂喉与痧疹二症之意。然比叶氏稍晚的名医尤怡（？—1749年），在《金匮翼》中记有笔友烂喉痧方。《金匮翼》虽不是尤氏所手定，但据其方后所记本事，实为他生前用以治疗喉痧之方。可知那时猩红热，已不是初传入的传染病，而烂喉痧一名当已家喻户晓了。稍后桐溪余霖于乾隆五十九年（1794年）作《疫疹一得》二卷。其中固多记斑疹伤寒，但亦有涉及猩红热的病象，并记乾隆三十三年（1768年），重用石膏治验之案多起。霖虽未言所自，可能暗师宋董汲治斑疹法，至乾隆五十八年（1793年）霖在北京，亦以此获名，而归其病因于运气。惟嘉庆六年（1801年）陈耕道的《疫痧草》，实为猩红热的专书，谓其病毒从口鼻而入，虽据吴有性《瘟疫论》的话，实比以前医家正确。但乾嘉时医家如李基德等仍称为烂喉痧，惟唐学吉之称烂喉丹痧，名义较为明确，同时祖世琛之书亦用此名。

自叶桂至祖世琛诸人论喉痧文中，俱无白喉症候，后因白喉之传入，并因它是新病致“烂喉痧”恒与“白喉”相混，故同治三年（1864年）浏阳张绍修在《时疫白喉捷要》中，有“此证北方谓之白喉，南方谓之烂喉痧”之说。又曰白喉将退时，“每有遍身起发丹痧，则毒气从肌表而出”之语，都是和猩红热相混的话。其治法最初如叶桂所见的：医家多用寒凉解毒之剂，而桂不以为然。后有用辛凉解表的，但亦有反对表散的疗法。

五、白喉

宋元以来文献，往往有喉痹致死，并有传染的话，而楼英（1320—1389年）《医学纲目》亦言“天行喉痹，一乡相似”之语。洪武二十一年（1388年）春，其乡流行喉痹，英治之有验，然次年英亦病卒，很难说它们是白喉。可能属于鼠疫证状，已如上文所述。约成于乾隆三十八年（1773年）的顾世澄的《疡医大全》，其中所载的天白蚁疮，有人以为是白喉，其实是喉头梅毒。咸丰二年（1852年）安濂在《白喉证治》中说“国初呼为鳗鲤瘟”，也难明其定义。但又有人说乾隆四十至五十年（1775—1885年）间，白喉似已流行中国了。如严江寄湘渔父说乾隆四十年（1775年）前无此证，即有亦罕；许佐廷言“偶阅家传手录医案，上载乾隆五十年（1885年）旱荒，秋见此证，其传染生死光景如前，名曰白缠喉风”。也是一种传说而已。

从较为正确的文献来看，白喉之传入中国，似较猩红热稍晚。盖在十八世纪末至十九世纪的初期。郑枢扶在嘉庆十五年（1815年）撰的《重楼玉钥》[①]，载有极似白喉之证：“喉

① 按此书撰人年代，记似有问题的，而一时不能忆起它的出处，记此待考。

间起白腐一证，此患甚多，小儿尤甚，且多传染。”当时称它曰“白缠喉”。后于梅氏书十年的许梿论次的《咽喉脉证通论》中，把缠喉分为黄白两种：“喉内帝丁左右两旁如蛇盘之状，有黄白二色，黄为黄缠，白为白缠。”可知白喉的最初称为白缠喉。大概此时白喉已经从散发性的发现以至大流行了。所以寄湘渔父说：“自道光中盛延于江、浙，渐及荆、湘、黔、滇、燕、鲁。”光绪初已蔓延到“秦陇塞外，所在皆有”了。但这个时期有道光间（1821—1850年）浏阳陈雨春的《白喉咙证论》可算是白喉的第一部书。安濂谓：“今楚南皆呼为白喉咙，即喉症中之时疫紧慢喉风。然把鼠疫混入。”至张绍修本雨春书作《时疫白喉捷要》，倡十难之说。同治十一年历城姬茂畅作《走马喉疳论》一卷，状此病死亡的迅速。咸同（1851—1874年）以来，各省并有专书行世。

当时说它的病因多由燥气流行而来，此盖从喉属肺气，肺属燥金，故治法多主清肺养阴。其后又用辛凉甘寒之剂，也有使用宣散之药的，但多反对它。所以光绪十四年（1888年）北京白喉盛行，有人附托乱言，作《白喉忌表诀》一书，盛行于世。

六、梅毒

当十五世纪末，即1492年替西班牙国王找寻殖民地的人物哥伦布，发见西印度群岛后，即将吸烟和梅毒带回了欧洲，不久就大为流行起来，并因当时东西航路的发达，梅毒也乘它们的海舶在广州登陆，而逐步蔓延内地，以至朝鲜、日本诸国。据我国文献所载，其传入的年代是弘治十五年（1502年）。明俞弁在《续医说》的萆薢条有云："弘治末年，民间患恶疮，自广东人始；吴人不识，呼为广疮，又以其形似，谓之杨梅疮。"由于它是一种极残暴的病毒，到了这一新的土地后就更猖狂起来，震惊了病家和医家，并立刻引起注意。正德间（1506—1521年）即有名医韩悫作成第一部梅毒书《杨梅疮论治方》。当时医家因其流行迅速，在许多方案中都提到它，如嘉靖元年（1522年）汪机《石山医案》中已提到它的传染途径，有直接与间接的区别。并说是由两性的接触及不洁的厕所传染而来。薛己《医案》更提到与遗传（先天梅毒）有关。明末则因服食"紫荷车"（"胎衣"）之风甚炽而感染梅毒的。也因为医家的十分重视，又往往把它附入所刊的医书中，如有人把它刊入释继洪《岭南卫生方》、明窦梦麟《疡医经验全书》等书中，于是那些历史学家遂认为我国在宋元时代已有此种梅毒了。

自从梅毒传入我国后，在治疗上获得空前的成就，并创造了近代化学疗法的历史。因它在中国到了十七世纪即崇祯五年（1632年），海宁陈司成所撰的我国第二部梅毒书《霉疮秘录》——书成未刻，丧于国事，原稿后为日本人所得，光绪初始复回祖国。其中已创用含有水银和砒石等合成“生生乳”一类的成药，以治疗梅毒，为后来德国艾利氏发明“六〇六”驱梅砷剂的先驱。近代学者多夸“六〇六”是化学疗法的起始，但如一读我国的梅毒的治疗历史，那末此种历史的开创者，不是德国人而是中国人。

第十二节　职业病

一、工业的职业病

自从有了职业的分工，人类的职业病也就存在了，但我们在奴隶社会的文献中，很难找到此种历史材料，即使对古代的封建社会，我们仍然知道得很少。但根据对铸石为器之事和工矿冶金镀铬技术的记载，皆不难知道在公元前当有矽肺一类的职业病存在。而《庄子》中有“宋人善为不龟（读如军，与皲同）手药”，是从他们世代做漂击棉絮为职业的实践中，而得到的防治冻疮药。他们的双手因职业关系，冬天不免被冻坏、龟裂，乃不得不有防治冻疮药的企求，这种药的产生，正是他们世代经验积累的结果，也是有关上古手工业时代职业病的医药遗迹。这种自然的伤害，对于漂母更是普遍。后来由于纸的发明，这种职业病更扩大了。

还有行船、打鱼、染匠等劳动阶级也难免此类职业病。但过去医家关怀他们的太少，现在我们只知明万历三十二年（1604年）申拱辰的《外科启玄》中才有记载。他说：“行船推车辛苦之辈，及打鱼染匠辗玉之人，手足皲裂成疮，招动出血，痛不可忍者。”其下还有类似记载，如说：“辛苦之人，久弄水浆不得停息，致令手丫湿烂……”又说：“勤苦之人，劳于工作，不惜身命，受酷日晒曝，先疼后破而成日晒疮。”此外，还载肩挑负重而患“担肩瘤”之病。其实这类职业的存在历史很久，但在申氏以前的外科书中却很少提到它。这说明封建社会的医家对普通劳动者的痛苦，是不够关怀的。

在手工制造业时代，以化学工业的受害最多。此病应可上推烧丹道士的工作。葛洪常说“无有肥仙人”（道士），这和《楚辞》“列仙之儒，形容甚癯”的话相符。因他们山居木食，营养既不良，又日与丹砂毒石为伍，难免慢性化学中毒而渐至身体羸弱，以至于死。故葛洪又说道士入山求仙死亡情况是“太华之下，白骨狼藉”，当亦概括烧丹药中毒而死的在内。《龙川略志》尝记陈慥之父因烧丹竟病指痈而没。许多医生也常因调药伤烂，或发病而卒，如晋殷仲堪因侍父病，“挥泪调药，而致目眇”。南齐刘瓛，亦因：“祖母病疽，经年手持膏药，渍指为烂。”《冷庐医话》引“质而谈”载疡医陈天士因手制秘药，“岁久毒气熏炙，晚年中拇指生恶疽”而死。《万病回春》更言药室家人剉药中毒仆地昏厥之事。并为有关汞、镍、苯和铅及其他剧药中毒所致。

在手工业方面的许多职业病，实际也多是慢性化学中毒。这在宋人文献中已有它们的记载。最危害人呼吸血循的镀金银的手工业，隋唐时且设官署制造。宋孔平仲《谈苑》说，“后苑银作，镀金为水银所熏，头首（手？）俱颤；卖饼家窥炉，目皆早昏；贾谷山采石人，末石伤肺，肺焦多死；铸钱监卒，无白首者，以辛苦故也”。这里已有涉及汞中毒及矽肺的病状。赵彦卫也提到“炼银坑户为油烇所熏，不类人形”的话。那时他们已知增加营养之法，以抗拒此等化学毒害。据北宋时王得臣说，铸钱的监兵们，因久闻锡气而病瘠以致不起的，惟吃蒸豚可以消释也。但仍有许多役兵，患手弱之疾。后来《本草纲目》和《本草纲目拾遗》诸书，也提到开产铅锡的矿工或制粉锡的工坊中的工人，每月都要吃猪犬肉或鹅一次。宋初人还提到造纸工人易得之病。苏易简言纸烟损肺。其座客或云“天下神祠中巫祝间少有肥者，盖纸钱烟常熏其鼻息故也”。这也是硫酸、砷化氢、氯等化学中毒，及肺尘埃疾患所致。

盖宋元以来，手工业已有进一步的发展，并有小规模集体生产工厂组织，如凿山开矿、铸石为器、烧制玻璃等工业，雇有不少的工人进行生产。当时煤矿更有大规模的开采，此从庄绰说汴京数百万人家俱用煤炭，无一烧薪者之说，可以反映出来。但统治者照例不会想到工人的健康。只有劳动人民自己，才想出许多科学的预防措施，以减少物理伤害及工伤事故，这从元王祯的《农书》、明宋应星《天工开物》等书所载许多农民和工矿的卫生器械设备上可知一二。但中毒之事，仍所不免，所以当时医家已有解救煤气中毒之法。而一般工矿慢性中毒，则清初人亦有记载，孙廷铨（1613—1674年）在他的《颜山杂记》物产门提到益都地方的矿厂工人易患之病，说得十分扼要。首先他提到矿工们为寒饿所驱，“不得不凿山煮石，履水踏火，数犯难而不息”。但他们的结果是“顾烧琉璃者，多目灾（眚）；掘山炭者，遭压溺；造矾者，多有喑疾；烧丹铅者，畏内重”。所言亦多矽肺和铅汞苯等中毒。其中制造玻璃的历史前已说过，是很久的。那末，此类职业病历史也够长了。不过在这一时期因工矿的发展，才引起了有心人的注意而已。

二、农业的职业病

农业方面的疾患，大抵以寄生虫最多，惟钩虫病最被注意。它是流行于长江流域和珠江流域的一种农民职业病。方书称钩虫病为“黄胖”，此名词在唐宋说部中多有记载之，如《白獭髓》《谈薮》《四朝闻见录》诸书并记“黄胖”之名。其论病因，则元末人说部如长谷真逸的《农田余话》中有“作园士治蔬圃，其人必病黄”“日与秽恶之气相近”而得的话；已指出患的是一种钩虫病的原因和病状。然金元医家以其而黄肿能食而肢体倦瘦，归于黄疸，称为“食劳黄”“虚黄”“黄病”等。张从正论一农家赘婿“病疸善食而瘦，四肢不举，面黄无力……”并云“俗谓之食劳黄”。而元初医家如朱震亨等称为“黄胖”。明初楼英等，以震亨之小温中丸治“黄胖”，说是“草野贫贱人”所用之药。至戴原礼在《证治要诀》称为“农民黄肿病”。并已指出它们都是田家作苦的农民易患之病。这在明清以来医家，几乎都有一致的看法。但因病理学尚未发展成一种学科，故中外病史对此病均罕有正确的认识，仅能作证象的记载而已。但中国对此病的记录，已包括鉴别诊断的成分，这已超过西方，而遥居领先之地位。

但在黄疸和黄胖病的鉴别上，宋元以前医家似尚少有认识。惟陈言《三因方》说黄疸病中有“小便色不异”之说。这或者是从《金匮要略》“黄疸病小便色不变”而来，也是钩虫病与黄疸病的一种鉴别。而成于洪武二十二年（1389年）前的楼英的《医学纲目》中，特创“食劳疳黄”一门，但还把《本事方》和《卫生宝鉴》等属于肝炎一类的黄疸混入其中。惟戴原礼已注意到耳目不黄的黄疸：“伤脾致疸……亦有遍身黄者，但黄不及耳目。”似乎还是偶然的注意，没有注意到另一种特征是“肿”。直至崇祯十年（1637年）孙文胤作《丹台玉案》时，才明确地把它们分开。他说：“人有病黄肿者，不可误以为黄疸，盖黄疸者，遍身如金，眼目俱黄，而面无肿状，又呼黄胖。黄肿之黄，则其色带白，而眼目如故。”康熙时程德基的《易简方》又特立黄肿一门，即据其说。清何梦瑶《医碥》、沈金鳌《尊生书》，并有类于《丹台玉案》之说。

此病又有一种特征，就是能食或有异嗜证，但四肢倦怠无力，故明季东南民间因它有“吃得做不得”，称为“懒黄病”[①]。故《尊生书》又称它为“脱力病”。

---

① 参看《醒世恒言》第34卷，“一文钱小隙造奇冤”中说：“那老儿名唤丁文……因有了懒黄病，吃得做不得。”据说“懒黄病”是吴中方言，浙东称为“黄胖病”。

但这时医家，仍说它的病因是“脾经湿热”或“虫疳”。我曾见一部民国时抄本沈祖复的《鲐翁录验方》记述此病。其大意说是农民在采撷桑叶时得之，称它为“桑叶怪”“桑叶黄”。并说此病由一种“肥毒”而来。患者“两足奇痒，翌日即发喘气促”。当然是经过一个潜伏时间才有病状。这因我国东南桑园多施荫人粪一类的肥料，治桑者赤足践踏其上，因而感染，无意中道着它的病因了。

第十三节　医案学

一、个人医案

临床医学的历史，固然是医学历史的开端，但自从西汉初，淳于意在长安狱中自陈为刘则家族治病始末，称为《诊籍》的医案后，史家凡为名医立传者，大多把它的医案拉杂入于传中，并效《史记·扁鹊仓公传》体也。而医家凡有撰述，亦多剿入验案以为例子，故很少看到有专书行世，但如北齐徐之才后人所辑的《徐王八代医方》可能亦为“医案”专书的滥觞，而书佚不传。一直到了十四世纪后，才有人为朱震亨作《丹溪医案》，可说是个人医案专书之嚆矢，今其书不传，惟《永乐大典》曾载台州团浦陈氏妇一案。[①]而现存较早的个人医案专书，据我所知，或为十六世纪初明正德五年（1510年）无锡谈允贤（1461—1556年，杨某妻，她少承祖母茹氏之业，有“女中卢扁”之誉）在她五十岁时自辑治验30案为《女医杂言》一书（此据万历十三年谈氏纯敬堂刊《谈氏文献录》本），及汪机门人所辑的《石山医案》。其后作者日繁，如程宓《医案》、孙一奎《医案》等不一而足。嘉靖时薛己《医案》，则又将前人或自己的医案，散居于古人方书各门类之下，盖明人已好为古人辑录《医案》了。

还有个人自订医案，但不以医案命名者，则有明季喻昌之《寓意草》、清马俶之《印机草》、程梁之《引经证医》等。又有专为自己吹嘘而假当时名人之笔为《医案》者，则有清初龙游祝登元之《医验》。其书每案由当时著名文人执笔，如钱谦益、吴伟业、王时敏、杨廷鉴等三十余人，替他执笔，写成医案。此和薛己、程宓诸人的《医案》相比，其中“多载治验，援引贵游”，作自我宣传的广告技巧，更为进步。

到了清代，个人的医案更多了，而一般多为门弟子所辑，如华南田等为叶桂辑的《临证指南医案》，吴元善为曹存心辑

① 参看《永乐大典》卷一万四千九百四十八，六暮妇字引《丹溪医案》。

录《乐山先生遗案》等。

二、合辑医案

辑录前人医方治验而为综合性的医案，则明成化中（1465—1487年）姚福作《神医诊籍》一书，实为辑录前代名医医案之嚆矢。至嘉靖二十八年（1549年）新都江瓘又撰《名医类案》一书，共十二卷，分一百八十余门，前列引用书目，约计一百五十种。至清乾隆二十四年（1759年）有海昌许勉焕作《续名医类案》二十卷，亦前列引用书目近一百种，体例略与江书相仿，而卷帙过之。又有钱塘魏之琇（？—1772年），字玉横，号柳洲者，幼为质店学徒，每夜篝灯苦读，学作诗人，为西冷五布衣之一。然兼攻医学，于乾隆三十四年（1769年）左右辑为《续名医类案》六十卷，王士雄谓其“以六十卷之书，仅三年而蒇事”，“不无芜杂”，故删辑而为三十六卷。然因当时所辑者互不相见，故续撰者甚多，单在《向山阁书目》中就有许璞的《补辑明医类案》、吴晞渊的《续明医类案》等二书。至陆以湉又有《再续名医类案》，是为续魏案而作者。然规制之巨，俱不及以前诸家之书。

又有辑其家传医案者，如明陆士龙辑其父祖及自己的医案为《陆氏三世医验》；有辑一方医案者，如清吴金寿、叶万青各辑有吴门“三家医案”等。

三、医案评选

但由于医案撰者既多，自然精粗互见，于是遂有医案批注选评的工作。明黄承昊评薛己医案而为《医宗撮精》一书，其后又有人作《薛案辨疏》。清则有徐大椿之评《临证指南医案》，陈安波之评注《程氏医案》等。清代中叶，俞震作《古今医案按》，王士雄又就俞案选辑而作《古今医案按选》，以评其优劣。后柳宝诒有《四家医案》之选，也可说咸同（1851—1875年）以来的医案学的风气，而有时所选所评，多不免有批尾家当的学究气味。

此外，又从各种书中选为专门医案，如胎产医案、外科医案等，不一而足。而女科医案之专书，实始于上面所揭的谈氏《女医杂言》。

1960 年 9 月 29 日讫

国家新闻出版广电总局
首届向全国推荐中华优秀传统文化普及图书

‖大家小书书目

经典常谈	朱自清　著
语言与文化	罗常培　著
习坎庸言校正	罗　庸　著　杜志勇　校注
鸭池十讲（增订本）	罗　庸　著　杜志勇　编订
古代汉语常识	王　力　著
国学概论新编	谭正璧　编著
文言尺牍入门	谭正璧　著
日用交谊尺牍	谭正璧　著
敦煌学概论	姜亮夫　著
训诂简论	陆宗达　著
金石丛话	施蛰存　著
常识	周有光　著　叶　芳　编
文言津逮	张中行　著
中国字典史略	刘叶秋　著

古典目录学浅说　来新夏　著
闲谈写对联　白化文　著
怎样使用标点符号（增订本）　苏培成　著

诗境浅说　俞陛云　著
唐五代词境浅说　俞陛云　著
北宋词境浅说　俞陛云　著
南宋词境浅说　俞陛云　著
人间词话新注　王国维　著　滕咸惠　校注
苏辛词说　顾　随　著　陈　均　校
诗论　朱光潜　著
唐诗杂论　闻一多　著
诗词格律概要　王　力　著
唐宋词欣赏　夏承焘　著
槐屋古诗说　俞平伯　著
词学十讲　龙榆生　著
词曲概论　龙榆生　著
中国古典诗歌讲稿　浦江清　著
浦汉明　彭书麟　整理

唐人绝句启蒙	李霁野　著
唐宋词启蒙	李霁野　著
古典文学略述	王季思　著　王兆凯　编
古典戏曲略说	王季思　著　王兆凯　编
唐宋词概说	吴世昌　著
宋词赏析	沈祖棻　著
道教徒的诗人李白及其痛苦	李长之　著
闲坐说诗经	金性尧　著
陶渊明批评	萧望卿　著
舒芜说诗	舒　芜　著
名篇词例选说	叶嘉莹　著
唐诗纵横谈	周勋初　著
楚辞讲座	汤炳正　著 汤序波　汤文瑞　整理
好诗不厌百回读	袁行霈　著
山水有清音 ——古代山水田园诗鉴要	葛晓音　著

门外文谈　　鲁　迅　著
我的杂学　　周作人　著　张丽华　编
论雅俗共赏　　朱自清　著
文学概论讲义　　老　舍　著
中国文学史导论　　罗　庸　著　杜志勇　辑校
给少男少女　　李霁野　著
鲁迅批判　　李长之　著
英美现代诗谈　　王佐良　著　董伯韬　编
三国谈心录　　金性尧　著
夜阑话韩柳　　金性尧　著
英语学习　　李赋宁　著
漫谈西方文学　　李赋宁　著
历代笔记概述　　刘叶秋　著
笔祸史谈丛　　黄　裳　著
古典诗文述略　　吴小如　著
有琴一张　　资中筠　著
鲁迅作品细读　　钱理群　著
唐宋八大家
——古代散文的典范　　葛晓音　选译

红楼梦考证	胡　适　著	
《水浒传》与中国社会	萨孟武　著	
《西游记》与中国古代政治	萨孟武　著	
《红楼梦》与中国旧家庭	萨孟武　著	
《金瓶梅》人物	孟　超　著	张光宇　绘
水泊梁山英雄谱	孟　超　著	张光宇　绘
《红楼梦》探源	吴世昌　著	
《西游记》漫话	林　庚　著	
细说红楼	周绍良　著	
红楼小讲	周汝昌　著	周伦玲　整理
曹雪芹的故事	周汝昌　著	周伦玲　整理
古典小说漫稿	吴小如　著	
三生石上旧精魂——中国古代小说与宗教	白化文　著	
《金瓶梅》十二讲	宁宗一　著	
古体小说论要	程毅中　著	
近体小说论要	程毅中　著	
文学的阅读	洪子诚　著	
中国戏曲	么书仪　著	

中国史学入门　　顾颉刚　著　何启君　整理
秦汉的方士与儒生　　顾颉刚　著
三国史话　　吕思勉　著
史学要论　　李大钊　著
中国近代史　　蒋廷黻　著
民族与古代中国史　　傅斯年　著
五谷史话　　万国鼎　著　徐定懿　编
民族文话　　郑振铎　著
史料与史学　　翦伯赞　著
唐代社会概略　　黄现璠　著
清史简述　　郑天挺　著
两汉社会生活概述　　谢国桢　著
中国文化与中国的兵　　雷海宗　著
两宋史纲　　张荫麟　著
明史简述　　吴　晗　著
北宋政治改革家王安石　　邓广铭　著
从紫禁城到故宫
——营建、艺术、史事　　单士元　著
史学遗产六讲　　白寿彝　著

司马迁之人格与风格	李长之　著
司马迁	季镇淮　著
唐王朝的崛起与兴盛	汪　篯　著
二千年间	胡　绳　著
论三国人物	方诗铭　著
考古发现与中西文化交流	宿　白　著
中国古代国家的历史特征	张传玺　著
艺术、神话与祭祀	张光直　著 刘　静　乌鲁木加甫　译
中国古代衣食住行	许嘉璐　著
中国古代史学十讲	瞿林东　著
黄宾虹论画	黄宾虹　著
中国绘画史	陈师曾　著
和青年朋友谈书法	沈尹默　著
中国画法研究	吕凤子　著
桥梁史话	茅以升　著
中国戏剧史讲座	周贻白　著
俞平伯说昆曲	俞平伯　著　陈　均　编

新建筑与流派	童 寯 著	
论园	童 寯 著	
拙匠随笔	梁思成 著	林 洙 编
中国建筑艺术	梁思成 著	林 洙 编
沈从文讲文物	沈从文 著	王 风 编
中国画的艺术	徐悲鸿 著	马小起 编
中国绘画史纲	傅抱石 著	
中国舞蹈史话	常任侠 著	
海上丝路与文化交流	常任侠 著	
世界美术名作二十讲	傅 雷 著	
中国画论体系及其批评	李长之 著	
金石书画漫谈	启 功 著	赵仁珪 编
吞山怀谷——中国山水园林的艺术	汪菊渊 著	
中国古代音乐与舞蹈	阴法鲁 著	刘玉才 编
梓翁说园	陈从周 著	
旧戏新谈	黄 裳 著	
民间年画十五讲	王树村 著	姜彦文 编
民间美术与民俗	王树村 著	姜彦文 编

长城史话	罗哲文　著
中国古园林概说	罗哲文　著
现代建筑奠基人	罗小未　著
世界桥梁趣谈	唐寰澄　著
如何欣赏一座桥	唐寰澄　著
桥梁的故事	唐寰澄　著
园林的意境	周维权　著
万方安和 ——皇家园林的故事	周维权　著
现代建筑的故事	吴焕加　著
中国古代建筑概说	傅熹年　著

国学救亡讲演录	章太炎　著　蒙　木　编
简易哲学纲要	蔡元培　著
大学教育	蔡元培　著 北大元培学院　编
老子、孔子、墨子及其学派	梁启超　著
中国政治思想史	吕思勉　著
天道与人文	竺可桢　著　施爱东　编

春秋战国思想史话	嵇文甫　著	
晚明思想史论	嵇文甫　著	
新人生论	冯友兰　著	
中国哲学与未来世界哲学	冯友兰　著	
谈美书简	朱光潜　著	
中国古代心理学思想	潘　菽　著	
民俗与迷信	江绍原　著	陈泳超　整理
佛教基本知识	周叔迦　著	
儒学述要	罗　庸　著	杜志勇　整理
希腊漫话	罗念生　著	
佛教常识答问	赵朴初　著	
大一统与儒家思想	杨向奎　著	
孔子的故事	李长之　著	
西洋哲学史	李长之　著	
乡土中国	费孝通　著	
社会调查自白	费孝通　著	
经学常谈	屈守元　著	
墨子与墨家	任继愈　著	
汉化佛教与佛寺	白化文　著	
中西之交	陈乐民　著	

出版说明

“大家小书”多是一代大家的经典著作，在还属于手抄的著述年代里，每个字都是经过作者精琢细磨之后所拣选的。为尊重作者写作习惯和遣词风格、尊重语言文字自身发展流变的规律，为读者提供一个可靠的版本，“大家小书”对于已经经典化的作品不进行现代汉语的规范化处理。

提请读者特别注意。

北京出版社